أمهات أصحـاء ← أطفال أصحـاء ←
مجتمعات صحية

أمهات أصحاء ← أطفال أصحاء ← مجتمعات صحية

الكاتب الدكتور ديفيد فاندربول, طبيب

إخلاء المسؤولية: هذا الكتاب لا يحل محل نصيحة أخصائي طبي. استشيري طبيبك قبل إجراء أي تغييرات على نظامك الغذائي أو خطة الصحة العادية.

لطلب الأذونات، اتصل بالناشر على Publisher@livebeyond.org.

غلاف ورقي رقم ISBN: 978-1-365-48277-9

رقم مراقبة مكتبة الكونجرس: 2023902553

الطبعة الورقية الأولى يناير 2023.

تحرير ديفين فاندربول

تمت إعادة طبع «ملامسة الجلد للجلد» من «مبادرة صداقة الطفل» بإذن من اليونيسف في المملكة المتحدة.

إخلاء المسؤولية: لا تشكل الإشارة إلى منتجات تجارية، مصنعين، شركات أو علامات تجارية محددة تأييداً أو توصية من قبل حكومة الولايات المتحدة، وزارة الصحة والخدمات الإنسانية أو مراكز السيطرة على الأمراض والوقاية منها. المواد متاحة بخلاف ذلك على الموقع الإلكتروني لوكالة مراكز مكافحة الأمراض والوقاية منها (CDC) مجاناً.

طبعته شركة لولو في الولايات المتحدة الأمريكية.
ناشفيل، تينيسي

www.livebeyond.org

قائمة المحتويات

مكرس لكل امرأة حامل في كل أنحاء العالم

المقدمة

منذ ما يقرب من أربعين عاماً، عندما تخرجت حديثاً من الكلية، دخلت كلية الطب على أمل أن أتعلم مساعدة الناس على عيش حياة أكثر صحة. بعد أربع سنوات من دراسة الطب وخمس سنوات من الإقامة في الجراحة، بدأت هذا المسعى للمساعدة في تخليص البشرية من أمراض السرطان، العدوى، والإصابات التي نبتلي بها كثيراً. ولكن لم أفهم الكارثة التي تواجه النساء الحوامل في جميع أنحاء العالم النامي.

بالنسبة للنساء في البلدان المنخفضة الدخل، يمكن أن يكون الحمل عملية خطيرة. فمن ويلات سوء التغذية إلى الأضرار الكامنة الناجمة عن ارتفاع ضغط الدم والسكري إلى الرعب المتمثل في جلب طفل إلى العالم وحيدا في كوخ طيني مظلم، تواجه النساء الحوامل معدلات غير مقبولة من المرض والوفيات.

وفي إطار جهودنا لمكافحة أوجه عدم المساواة هذه، بدأنا برنامجاً لصحة الأم في موطننا المعتمد في تومازو، هايتي، في عام 2012. بدأ هذا البرنامج بكل تواضع مع وصول ثلاثين سيدة حامل إلى مرآب في الهواء الطلق والذي كان بمثابة سقيفة مزرعتنا. وأثناء تقييمنا لهؤلاء السيدات، وجدنا أن العديد منهن يعانين من سوء التغذية، يعانين من الملاريا، ارتفاع ضغط الدم وأمراض أخرى. وهكذا بدأت جهودنا البدائية لتحسين حياة النساء في هايتي.

على مر السنين، أصبحنا أكثر تطورا قليلا في نهجنا. ونحن الآن نقدم لكل امرأة من النساء الحوامل اللواتي نخدمهن وجبات مغذية، رعاية طبية، وتعليم الأم والطفل في مستشفانا. نقوم بشكل روتيني بإجراء أنشطة قياس وتقييم مكثفة لضمان حصول هؤلاء النساء على أفضل رعاية ممكنة. ومن خلال الالتزام الصارم بنماذج أفضل الممارسات، شهدنا انخفاضاً في وفيات الأمهات بنسبة 75% ووفيات الرضع بنسبة 50%.

لقد استندت في هذا المنهج إلى نموذج أفضل الممارسات الذي تنشره منظمة الصحة العالمية للرعاية السابقة للولادة في العالم النامي. وتخضع هذه التوصيات لمراجعة النظراء واختبارها في بيئات البلدان المنخفضة الدخل. ولتحقيق هدف المعرفة الجيدة، تجنبت الأدلة القصصية أو التأثيرات الثقافية. لقد اخترت هذه التوصيات خصيصاً لتحسين معدلات الإصابة بالأمراض والوفيات النفاسية في البلدان النامية. عندما كانت المواضيع تتطلب معلومات و/أو أبحاث لا يمكن العثور عليها ضمن توصيات منظمة الصحة العالمية، لجأت إلى مصادر موثوقة مثل مراكز السيطرة على الأمراض والوقاية منها (CDC)، منظمة الأمم المتحدة للطفولة (اليونيسيف)، الكلية الأمريكية لأطباء التوليد. أطباء أمراض النساء (ACOG)، وزارة الصحة والخدمات الإنسانية الأمريكية، وLaerdal Global Health

لقد كتبت هذا المنهج ليتم تدريسه من قبل ممرضات من السكان الأصليين في بيئة محدودة الموارد. يعكس تنظيم هذا الكتاب الجدول الزمني الذي استخدمناه لتوفير رعاية الأمومة للنساء في منطقتنا في هايتي.

برنامج صحة الأم الخاص بنا متاح لجميع النساء الحوامل في منطقتنا منذ أن علمن بحملهن وحتى مرور أربعة وعشرين شهراً بعد الولادة. نحن نقدم وجبات ساخنة ومغذية، فيتامينات ما قبل الولادة، إمكانية الوصول الكامل إلى الرعاية الصحية المجانية، تعليم الأم والطفل، وخدمات الولادة خلال هذه الأشهر الثلاثة والثلاثين. بعد ظهر كل يوم، تقوم ممرضات صحة الأم لدينا بزيارة الأطفال حديثي الولادة وتقديم الرعاية الطبية والتشجيع.
الصعوبات في كتابة هذا المنهج لأولئك الذين يعيشون في العالم النامي كثيرة. أولا، العالم النامي ليس متجانسا. تتطلب الثقافات والمجموعات البشرية المختلفة الممثلة في العالم النامي مناهج مختلفة للتعليم. ولذلك يجب على المرء أن يكون مرناً في تطبيق هذا المنهج وتكييفه مع الثقافة. ثانياً، بعض التقنيات الموضحة في هذا الكتاب غير متوفرة في البيئات محدودة الموارد؛ مرة أخرى يجب على المرء أن يتكيف. وأخيرا، فإن مسببات اعتلال الأم والوفيات النفاسية تختلف من بلد إلى آخر، لذلك قد يحتاج المرء إلى التأكيد على طرائق العلاج المختلفة لمعالجة هذه الاختلافات.

لقد أعادت العديد من الأيدي هذا الكتاب إلى الحياة، بدءاً من النساء الحوامل اللاتي شاركن في برنامجنا إلى الأطباء والممرضات الهايتيين الذين يعملون بجد والذين قدموا لهن رعاية ممتازة. هدفنا هو تزويد أولئك الذين لديهم شغف لتحسين حياة النساء في كل مكان بأداة مفيدة.

الدكتور ديفيد فاندربول

كانون الثاني (يناير) 2023

الوحدة 1
رضاعة طفلك

الوحدة 1: رضاعة طفلك

الأسبوع 1: لماذا يجب أن أرضع طفلي؟

الكلمات:

<u>الحساسية</u> - حالة تجعل الشخص يمرض أو يصاب بمشاكل جلدية أو تنفسية بسبب تناوله أطعمة معينة أو تواجده حول مواد معينة

<u>الأجسام المضادة</u> - بروتين يتم إنتاجه في الدم ويحارب الأمراض عن طريق مهاجمة وقتل البكتيريا الضارة والفيروسات وما إلى ذلك.

<u>الربو</u> - حالة طبية تجعل التنفس صعبًا عن طريق التسبب في ضيق أو انسداد الممرات الهوائية

<u>الرضاعة الطبيعية</u> - طريقة لإطعام الطفل مباشرة بالحليب من ثدي الأم حصريًا – فقط

مواد توضيحية:

- الملصق الخاص بهذا الدرس
- مخطط K-W-L (على اللوح الأبيض، اللوح العادي، أو على قطعة كبيرة من الورق)

الأهداف:

أنا أعرف لماذا حليبي مفيد لطفلي. أستطيع أن أشرح لماذا تعتبر الرضاعة الطبيعية مفيدة لي ولطفلي.

معايير:

منظمة الصحة العالمية

World Health Organization, & Shimizu, Y. (n.d.). Breastfeeding. World Health Organization (WHO). https://www.who.int/health-topics/breastfeeding#tab=tab_3. License: CC BY-NC-SA 3.0 IGO.

أسئلة ضرورية:

- لماذا يجب أن أرضع طفلي؟
- ما هي فوائد الرضاعة الطبيعية بالنسبة لطفلي؟ بالنسبة لي؟
- ما المدة التي يجب أن أقوم فيها بالرضاعة الطبيعية؟
- ما هي المدة التي يجب أن أقوم فيها بالرضاعة الطبيعية قبل أن أبدأ بإدخال الأطعمة الأخرى؟

الدرس:

<u>الافتتاحية:</u>

(البدء بمخطط K-W-L) ماذا تعرفين عن الرضاعة الطبيعية؟ (هذا هو الوقت المناسب للعثور على المفاهيم الخاطئة.) سؤال المتابعة: أين تعلمت ما تعرفينه عن الرضاعة الطبيعية؟ ماذا تريدين أن تعرفي عن الرضاعة الطبيعية؟ (هذا هو الوقت المناسب للعثور على المجالات التي تهتم فيها النساء بالتعرف على موضوع ما). [ماذا تعلمت عن الرضاعة الطبيعية؟ سيأتي لاحقا.]

اقرأ 1 بطرس 2: 2-3 - "وكأطفال حديثي الولادة، اشتهوا اللبن الروحي النقي لكي تنموا به للخلاص، إن كنتم قد ذقتم أن الرب صالح".

كما يقول الكتاب المقدس، الأطفال حديثي الولادة، يشتهون الحليب! وعلى وجه الخصوص، فإنهم يتوقون إلى حليب الثدي. حليب الثدي هو الغذاء المثالي للأطفال حديثي الولادة. لهذا السبب أعطى الله الأطفال أمهات رائعات مثلك لمنحهم أفضل طعام يمكنهم الحصول عليه. من المهم إرضاع طفلك إذا كنت قادرة على ذلك.

مواد جديدة:

القيام بتقديم فوائد حليب الثدي:

- يوفر حليب الثدي التغذية المثالية للرضع. يحتوي على مزيج مثالي تقريبًا من الفيتامينات، البروتين، والدهون - كل ما يحتاجه طفلك للنمو.
- يتم هضم حليب الثدي بسهولة أكبر من حليب الأطفال الصناعي.
- يحتوي حليب الثدي على أجسام مضادة تساعد طفلك على مقاومة العدوى.
- تقلل الرضاعة الطبيعية من خطر إصابة طفلك بالربو أو الحساسية.
- يوصي العديد من الخبراء الطبيين بالرضاعة الطبيعية فقط (بدون تركيبة أو عصير أو ماء) لمدة 6 أشهر.
- الرضاعة الطبيعية لمدة سنة على الأقل. ويجب البدء بالأطعمة الأخرى مثل الخضار والحبوب والفواكه عند عمر 6 أشهر.
- الأطفال الذين يرضعون رضاعة طبيعية حصرية خلال الأشهر الستة الأولى، دون أي تركيبة، يقل لديهم التهابات الأذن، وأمراض الجهاز التنفسي، ونوبات الإسهال. لديهم أيضًا عدد أقل من حالات دخول المستشفيات والرحلات إلى الطبيب.
- الرضاعة الطبيعية يمكن أن تجعل طفلك أكثر ذكاءً.
- علاوة على ذلك، فإن القرب الجسدي، التلامس الجسدي، والاتصال بالعين، كلها تساعد طفلك على الارتباط بك والشعور بالأمان.
- من الأرجح أن يكتسب الأطفال الذين يرضعون رضاعة طبيعية القدر المناسب من الوزن مع نموهم بدلاً من أن يصبحوا أطفالاً يعانون من زيادة الوزن.
- بما أنك لست مضطرة إلى شراء الحليب الصناعي، فهو يوفر عليك الوقت والمال.

للتأكد من الفهم:

أعطِ مجموعات صغيرة من النساء أو امرأة فردية واحدًا أو أكثر من هذه الأسئلة للإجابة عليها للمجموعة، ومساعدتهم إذا احتاجوا إلى المساعدة. تأكد من منحهم الوقت الكافي لتذكر المعلومات.

1. ما الذي يحتويه حليب الثدي والذي يحتاجه طفلك؟ [فيتامينات، بروتين، دهون، تغذية]
2. ما هي الأشياء السيئة التي يمكن مواجهتها بالتأثيرات الجيدة لحليب الثدي؟ [العدوى، الربو، الحساسية، الإسهال، المرض]
3. ما هي المدة التي يجب عليك فيها الرضاعة الطبيعية فقط؟ [6 أشهر]
4. ما هو الحد الأدنى لمدة الرضاعة الطبيعية؟ [على الأقل سنة واحدة]
5. متى يجب عليك تقديم الأطعمة الصلبة؟ [في عمر 6 أشهر]
6. كيف تؤثر الرضاعة الطبيعية على وزن الطفل؟ [يساعدهم على اكتساب القدر المناسب من الوزن.]
7. كيف تساعد الرضاعة الطبيعية الأم؟ [يساعد الأم على الارتباط بطفلها ويوفر الوقت والمال بدلاً من شراء الحليب الصناعي.]
8. سؤال تطبيقي: (اطرح هذا السؤال على المجموعة بأكملها بعد إعادة قراءة الكتاب المقدس). كيف ترى صلاح الله في التصميم المثالي لحليب الثدي للأطفال؟ [تختلف الإجابات]

فوائد الرضاعة الطبيعية:

- يوفر حليب الثدي التغذية المثالية للرضع. يحتوي على مزيج مثالي تقريبًا من الفيتامينات، البروتين، والدهون - كل ما يحتاجه طفلك للنمو. هو الأفضل لمساعدة طفلك على زيادة وزنه بشكل صحيح.

- يتم هضم حليب الثدي بسهولة أكبر من حليب الأطفال الصناعي.

- يحتوي حليب الثدي على أجسام مضادة تساعد طفلك على مقاومة العدوى والالتهابات وتقلل من مخاطر الربو والحساسية. الأطفال الذين يشربون حليب الثدي، تقل زياراتهم للمستشفيات أو للعيادات الطبية.

- القرب الجسدي، التلامس الجسدي، والاتصال بالعين، كلها تساعد طفلك على الارتباط بك والشعور بالأمان.

- الأطفال يجب أن يشربوا بالرضاعة الطبيعية فقط لمدة 6 أشهر. هذا يعني يجب أن يشربوا فقط حليب الثدي.

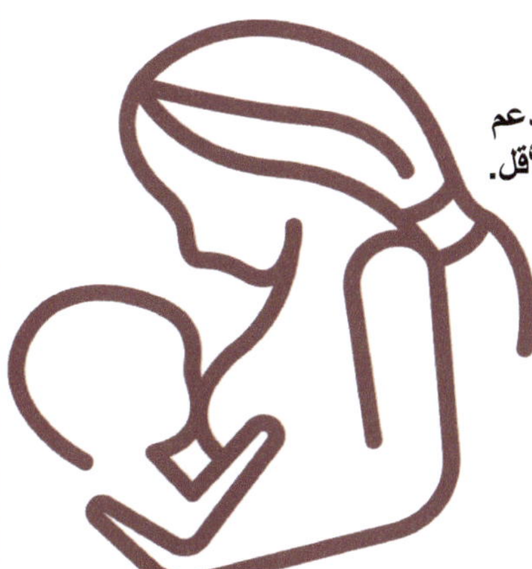

- بعد 6 شهور، يمكن البدء بإدخال الأطعمة الأخرى مثل الخضار، الحبوب، والفواكه لدعم الرضاعة الطبيعية حتى عمر السنة علة الأقل.

- الرضاعة الطبيعية يمكن أن تجعل طفلك أكثر ذكاءً.

- الرضاعة الطبيعية بدل شراء الحليب الصناعي، توفر عليك الوقت والمال.

الوحدة 1: رضاعة طفلك

الأسبوع 2: هل عندي الحليب الكافي؟

الكلمات:

<u>اللبأ</u> - في الأيام القليلة الأولى بعد الولادة، وقبل أن يأتي الحليب "الناضج"، ينتج جسم الأم هذا السائل المحمل بالسعرات الحرارية والبروتينات المقاومة للعدوى. وعلى الرغم من أن الثدي لا يفرز إلا كمية صغيرة من هذا السائل السميك المصفر، إلا أنه مهم جدًا لمولودها الجديد.

<u>الهضم</u> - لتحويل الطعام الموجود في معدتك إلى مواد يمكن لجسمك استخدامها

مواد توضيحية:

- الملصق الخاص بهذا الدرس
- مخطط K-W-L (على اللوح الأبيض، اللوح العادي، أو على قطعة كبيرة من الورق)

الأهداف:

أنا أعرف عن إنتاج الحليب. أستطيع أن أشرح كيف أقوم بإنتاج ما يكفي من الحليب لإطعام طفلي خلال الأشهر الستة الأولى من حياته.

معايير:

منظمة الصحة العالمية

World Health Organization, & Shimizu, Y. (n.d.). Breastfeeding. World Health Organization (WHO). https://www.who.int/health-topics/breastfeeding#tab=tab_3. License: CC BY-NC-SA 3.0 IGO.

أسئلة ضرورية:

- هل سأصنع ما يكفي من الحليب للرضاعة الطبيعية؟
- ما هو اللبأ؟
- كيف يعرف جسدي أن ينتج المزيد من الحليب؟

الدرس:

<u>الافتتاحية:</u>

اقرأ أشعياء 66: 10-11 - "افرحوا مع أورشليم وابتهجوا بها يا جميع محبيها. افرحوا معها بفرح يا جميع النائحين عليها. لكي ترضعوا وتشبعوا من صدرها المعزّي. لكي تشربوا بعمق بالبهجة من وفرة مجدها."

حليب الثدي مغذي وأفضل شيء لطفلك!

راجعي بعض أسئلة الأسبوع السابق لتذكير الأمهات بفوائد الرضاعة الطبيعية. يمكنك القيام بذلك عن طريق طرح هذه الأسئلة مرة أخرى وجعلهم يحاولون تذكر الإجابات. إذا لم يتمكنوا من التذكر، يمكنك مراجعة الإجابات معهم وطرح بعض هذه الأسئلة مرة أخرى في نهاية الفصل لمعرفة ما إذا كانوا يتذكرون أم لا. إذا لم يكن لديك الوقت لتقديم أي مادة من الأسبوع الماضي، فهذا هو الوقت المناسب لتقديمها.

<u>مواد جديدة:</u>

- حليب الثدي الخاص بك لا يفسد أو يسوء أبدًا!
- في الأيام القليلة الأولى بعد الولادة، يصنع ثدييك "الحليب الأول" المثالي. من فضلك لا ترميه بعيدا. يطلق عليه اللبأ. اللبأ سميك، مصفر، وقليل، ولكن هناك الكثير لتلبية احتياجات طفلك الغذائية. يساعد اللبأ الجهاز الهضمي لحديثي الولادة على التطور وإعداد نفسه لهضم حليب الثدي.

- بعد اللبأ، يجب أن "يأتي" الحليب بعد بضعة أيام. إذا كنت قلقة من أن جسمك لا ينتج ما يكفي من الحليب، فتأكدي من السماح لطفلك بالرضاعة أكثر، والسماح له بالرضاعة حصريًا لمدة 6 أشهر، وشرب الكثير من الماء، والحصول على قسط كافٍ من النوم، وتناول ما يكفي من الطعام. كل هذه الأشياء تؤثر على إنتاج الحليب لديك.
- يفقد معظم الأطفال كمية صغيرة من الوزن في أول 3 إلى 5 أيام بعد الولادة. وهذا لا علاقة له بالرضاعة الطبيعية. بما أن طفلك يحتاج إلى المزيد من الحليب ويرضع أكثر، فإن ثدييك يستجيبان بإنتاج المزيد من الحليب. يوصي الخبراء بالرضاعة الطبيعية حصريًا (بدون تركيبة أو عصير أو ماء) لمدة 6 أشهر. إذا قمت بتكملة الحليب الصناعي، فقد ينتج ثدييك كمية أقل من الحليب.

<u>للتأكد من الفهم:</u>

اطرح هذه الأسئلة واحدًا تلو الآخر. دع الأمهات يفكرن في إجابتهن، ويخبرن إجابتهن لشخص واحد بجانبهن، ثم أعطهن وقتًا للمناقشة الجماعية.

1. هل الحليب الأول سيء؟ لماذا أو لما لا؟ [الحليب الأول، اللبأ، مفيد لطفلك! فهو يساعده على تحضير الجهاز الهضمي للحليب التالي.]
2. ما الذي يمكنني فعله لمساعدة جسمي على إنتاج كمية كافية من الحليب؟ [يجب أن تتضمن الإجابة السماح لطفلك بالرضاعة بشكل أكبر والرضاعة حصريًا لمدة 6 أشهر! شرب الكثير من الماء، الحصول على قسط كافٍ من النوم، وتناول ما يكفي من الطعام، وما إلى ذلك.]
3. ما هي المدة التي يجب أن ترضعي فيها طفلك رضاعة طبيعية حصرية؟ [6 اشهر]

هل عندي الحليب الكافي؟

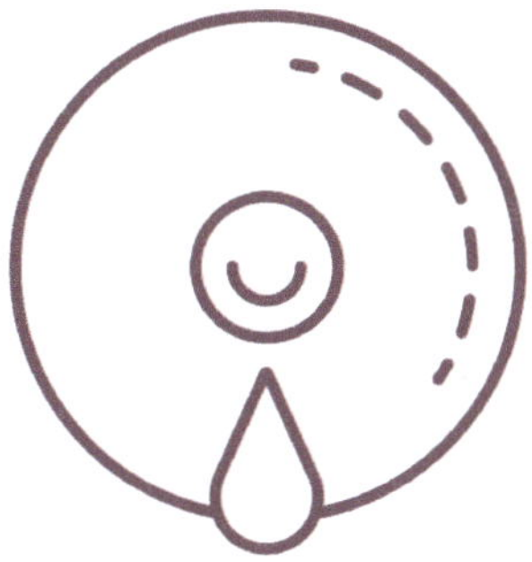

حليب الثدي الخاص بك لا يفسد أو يسوء أبدًا!

في الأيام القليلة الأولى بعد الولادة، يصنع ثدييك «الحليب الأول» المثالي. يطلق عليه اللبأ. اللبأ سميك، مصفر، وقليل، ولكن هناك الكثير لتلبية احتياجات طفلك الغذائية. يساعد اللبأ الجهاز الهضمي لحديثي الولادة على التطور وإعداد نفسه لهضم حليب الثدي. من فضلك لا ترميه بعيدا.

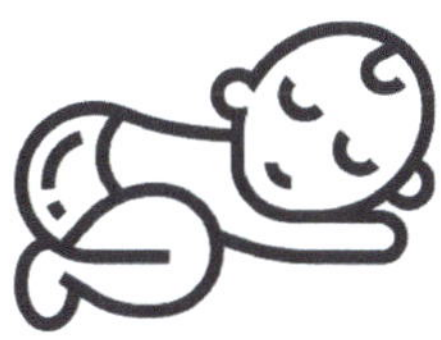

يفقد معظم الأطفال كمية صغيرة من الوزن في أول 3 إلى 5 أيام بعد الولادة. وهذا لا علاقة له بالرضاعة الطبيعية.

بما أن طفلك يحتاج إلى المزيد من الحليب ويرضع أكثر، فإن ثدييك يستجيبان بإنتاج المزيد من الحليب.

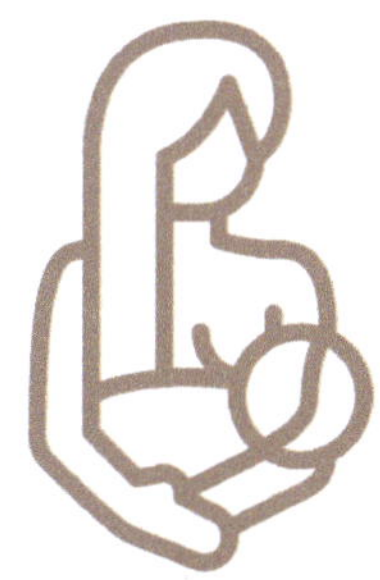

يوصي الخبراء بالرضاعة الطبيعية حصريًا (بدون تركيبة أو عصير أو ماء) لمدة 6 أشهر. إذا قمت بتكملة الحليب الصناعي، فقد ينتج ثدييك كمية أقل من الحليب.

الوحدة 1: رضاعة طفلك

الأسبوع 3: الوضعية

الكلمات:

<u>وضعية المهد</u> - وضعية الرضاعة الطبيعية التي يستلقي فيها الطفل على الجزء الداخلي من ساعد الأم، ورأسه في زاوية مرفقها الداخلي وأعلى ذراعها. يجب أن تجلس الأم بشكل مستقيم -- ويفضل أن يكون ذلك على كرسي ذو مساند للذراعين، وتحتضن الطفل بذراعها، مع وضع رأس الطفل بشكل مريح في انحناء مرفق الأم بينما يواجه الطفل ثدي الأم.

<u>الإمساك بالثدي</u> - يتم الإمساك بالثدي عندما يأخذ الطفل الحلمة والهالة بشكل صحيح في فمه لبدء الرضاعة. يعد الوضع الصحيح أمرًا بالغ الأهمية لأن حلمة الأم تحتاج إلى لمس سقف فم الطفل لتحفيزه على الإمساك والمص والبلع.

<u>الخمول</u> - العملية التي يخبر فيها الدماغ الجسم بإنتاج الحليب وإتاحته في الثدي. يحدث الترك عندما تقوم حركة مص الطفل للثدي بإرسال رسالة إلى الدماغ. تعمل الرسالة على تحفيز الغدة تحت المهاد، والتي بدورها تحفز الغدة النخامية. يتم بعد ذلك إطلاق الهرمونات التي تعمل على خلايا خاصة في الثدي لإنتاج الحليب وإرساله نحو الحلمة حيث يكون متاحًا للطفل.

<u>التغذية عند الطلب</u> - الأم التي تقدم حليب الثدي لطفلها في أي وقت يريده أو يحتاج إليه.

<u>الوضعية</u> - الطريقة التي يتم بها حمل الطفل أو وضعه أثناء الرضاعة الطبيعية

<u>وضعية الاستلقاء على الجانب</u> - تستلقي الأم والطفل بجانب بعضهما البعض، والبطن على البطن. تضع الأم ذراعها فوق رأس الطفل وتضعها تحت رأسها. وتلتف يدها الأخرى حول الطفل لتقربه منه. تقوم الأم بإطعام الطفل من الثدي الأقرب إلى السطح الذي يرقد عليه.

مواد توضيحية:

- الملصق الخاص بهذا الدرس
- مخطط K-W-L (على اللوح الأبيض، اللوح العادي، أو على قطعة كبيرة من الورق)
- دمية أو طفل

الأهداف:

أستطيع إرضاع طفلي بنجاح. أعرف طرقًا مختلفة لحمل طفلي أثناء الرضاعة الطبيعية. أعرف كيف أعرف إذا كان طفلي جائعًا. أعرف المدة التي يحتاجها طفلي للرضاعة الطبيعية وعدد المرات التي يحتاج فيها طفلي للرضاعة كل يوم.

معايير:

منظمة الصحة العالمية

World Health Organization, & Shimizu, Y. (n.d.). Breastfeeding. World Health Organization (WHO). https://www.who.int/health-topics/breastfeeding#tab=tab_3. License: CC BY-NC-SA 3.0 IGO.

أسئلة ضرورية:

- كيف أقوم بالرضاعة الطبيعية؟
- في أي وضعية يمكنني الرضاعة الطبيعية؟
- ماذا يجب أن أرتدي عندما أقوم بالرضاعة الطبيعية؟
- كيف أساعد طفلي على الرضاعة الطبيعية؟

الدرس:

<u>الافتتاحية:</u>

اقرأ رسالة تسالونيكي الأولى 2: 7 - "لكننا كنا مترفقين في وسطكم كما ترعى المرضعة أولادها". الأمهات المرضعات مجهزات ومؤهلات لرعاية أطفالهن من قبل الله الذي يرعى الأم والطفل.

مراجعة المواد من دروس الأسابيع السابقة. إذا لم تتمكن من تغطية أي مادة في الأسابيع السابقة، فهذا هو الوقت المناسب للقيام بذلك. انظر إلى الرسم البياني K-W-L.

ضع علامة اختيار بجوار أي مادة في القسم W التابع للفصل المتعلّم.

مواد جديدة:

- إن أفضل وضعية بالنسبة لك هي تلك التي تشعرين فيها أنت وطفلك بالراحة والاسترخاء، ولا يتعين عليك بذل جهد كبير للحفاظ على الوضعية أو الاستمرار في الرضاعة. فيما يلي بعض الأوضاع الشائعة للرضاعة الطبيعية لطفلك:
- وضعية المهد. ضع جانب رأس طفلك في منحنى مرفقك بحيث يكون جسم طفلك بالكامل مواجهًا لك. ضعي بطن طفلك على جسمك حتى يشعر طفلك بالدعم الكامل. يمكن أن يلتف ذراعك "الحر" الآخر لدعم رأس طفلك ورقبته - أو يمكن الوصول إليه من خلال ساقي طفلك لدعم أسفل الظهر.
- وضعية الاستلقاء على الجانب. هذا الوضع رائع للرضاعة الليلية في السرير. يعمل الاستلقاء على الجانب أيضًا بشكل جيد إذا كنتِ تتعافين من بضع الفرج، وهو شق لتوسيع فتحة المهبل أثناء الولادة. استخدمي الوسائد تحت رأسك لتشعري بالراحة. ثم احتضني طفلك واستخدمي يدك الحرة لرفع الثدي والحلمة إلى فم طفلك. بمجرد أن يتم "إمساك" طفلك بشكل صحيح، ادعمي رأس طفلك ورقبته بيدك الحرة حتى لا يكون هناك أي التواء أو إجهاد لمواصلة الرضاعة.

ABC للرضاعة الطبيعية

- أ = الوعي. راقبي علامات الجوع التي تظهر على طفلك، وقومي بالرضاعة الطبيعية عندما يشعر طفلك بالجوع. وهذا ما يسمى التغذية "عند الطلب". في الأسابيع القليلة الأولى، قد تقومين بالرضاعة من 8 إلى 12 مرة كل 24 ساعة. يقوم الأطفال الجائعون بتحريك أيديهم نحو أفواههم، أو إصدار أصوات مص، أو حركات بالفم، أو التحرك نحو ثديك. لا تنتظري أن يبكي طفلك. هذه علامة على أنه جائع جدًا.
- ب = التحلي بالصبر. قومي بالرضاعة الطبيعية طالما أن طفلك يريد الرضاعة في كل مرة. لا تعجلي طفلك خلال الوجبات. يرضع الأطفال عادة لمدة 10 إلى 20 دقيقة على كل ثدي.
- ج = الراحة. هذا هو المفتاح. استرخي أثناء الرضاعة الطبيعية، ومن المرجح أن "يسيل" الحليب ويتدفق. احصلي على الراحة باستخدام الوسائد حسب الحاجة لدعم ذراعيك ورأسك ورقبتك ومسند القدمين لدعم قدميك وساقيك قبل البدء في الرضاعة الطبيعية. ارتدي ملابس باردة لا تحتوي على طبقات كثيرة.

للتأكد من الفهم:

اطلبي من النساء ممارسة أوضاع الرضاعة الطبيعية مع طفل أو دمية. تأكدي من ملاحظة ما إذا كن قادرات على الاسترخاء أم لا لأن هذا جزء مهم من الرضاعة الطبيعية.

الرضاعة الطبيعية: الوضعية

- **ارتدي ملابس فضفاضة، لا ترتدي طبقات كثيرة.**
- **وضعية الرضاعة الطبيعية المناسبة لكِ هي الوضعية التي تشعرين فيها أنتِ وطفلكِ بالراحة والاسترخاء، دون الحاجة إلى بذل جهد للحفاظ على هذا الوضع أو الرضاعة الطبيعية.**

الوضعيات الشائعة:

وضعية المهد

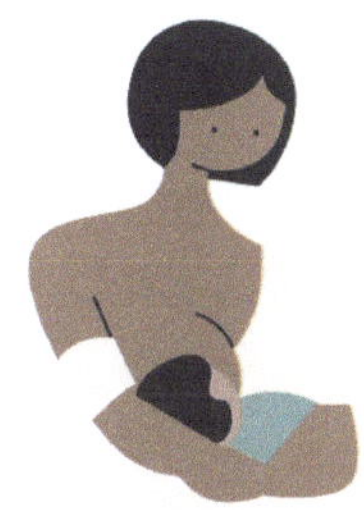

وضعية الاستلقاء على الجانب

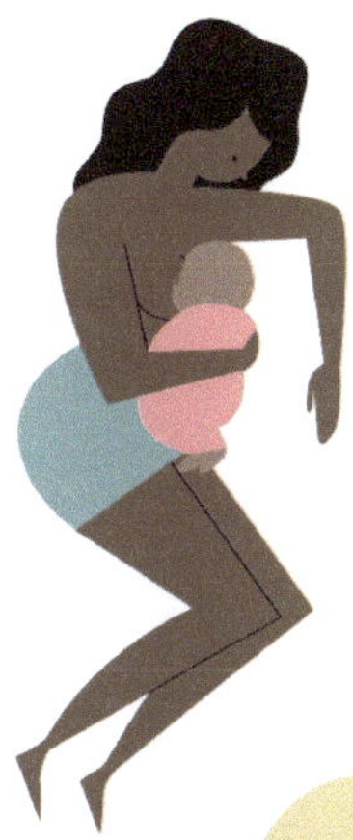

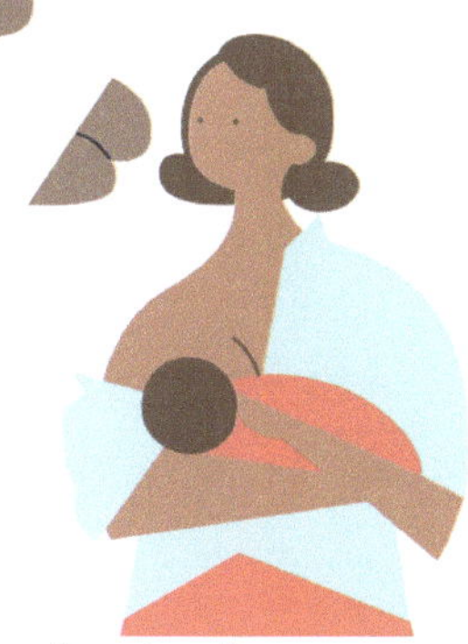

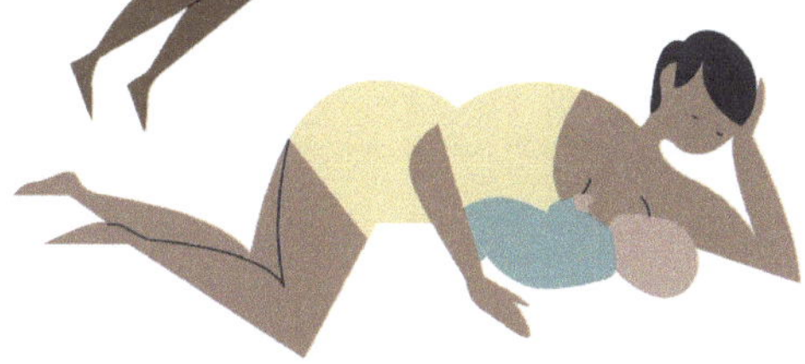

ABC للرضاعة الطبيعية

A = الوعي

كوني متنبهة لاحتياجهم للرضاعة.
انتبهي إلى:

- يقوم الأطفال الجائعون بتحريك أيديهم نحو أفواههم
- إصدار أصوات مص، أو حركات بالفم
- تحرك نحو ثديك.
- لا تنتظري أن يبكي طفلك.
- هذه علامة على أنه
- جائع جدًا.

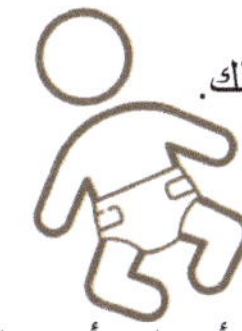

B = التحلي بالصبر

قومي بالرضاعة الطبيعية طالما أن طفلك يريد الرضاعة في كل مرة.
لا تعجلي طفلك خلال الوجبات.
يرضع الأطفال عادة لمدة 10 إلى 20 دقيقة على كل ثدي.

C = الراحة

هذا هو المفتاح. استرخي أثناء الرضاعة الطبيعية، ومن المرجح أن «يسيل» الحليب ويتدفق. احصلي على الراحة باستخدام الوسائد ومسند القدمين لدعم قدميك وساقيك قبل البدء في الرضاعة الطبيعية. ارتدي ملابس باردة.

الوحدة 1: رضاعة طفلك
الأسبوع 4: التّمسُّك

الأهداف:
أعرف كيف أساعد طفلي على الإمساك بالثدي بشكل صحيح أثناء الرضاعة الطبيعية.

معايير:
منظمة الصحة العالمية
World Health Organization, & Shimizu, Y. (n.d.). Breastfeeding. World Health Organization (WHO). https://www.who.int/health-topics/breastfeeding#tab=tab_3. License: CC BY-NC-SA 3.0 IGO.

أسئلة ضرورية:
- كيف يبدو التمسك المناسب؟
- كيف نشعر التمسك المناسب؟
- كيف أساعد طفلي على الإمساك بالثدي أثناء الرضاعة الطبيعية؟

الدرس:
الافتتاحية:
اقرأ إرميا 29: 11 - "لاني عرفت الافكار التي انا مفتكر بها عنكم يقول الرب افكار سلام لا شر لأعطيكم اخرة ورجاء."
الله لديه خطط جيدة لك ولطفلك.
اطلب من عدد قليل من النساء أن يريكن الأوضاع الصحيحة للرضاعة الطبيعية. اطلب من الآخرين إخبارك أو إظهار إشارات جوع الطفل. قم بمراجعة أي مادة لم تتم تغطيتها في الأسابيع السابقة. انظر مرة أخرى إلى مخطط K-W-L لمعرفة ما إذا كنت قد تعلمت أي شيء جديد يمكنك وضع علامة اختيار بجانبه.

مواد جديدة:
كيف أجعل طفلي يلتصق بالثدي أثناء الرضاعة الطبيعية؟
- ضعي طفلك في مواجهتك، بحيث يكون طفلك مرتاحًا ولا يضطر إلى التواء رقبته للرضاعة.
- بيد واحدة، قومي بضم ثديك ومسحي شفة طفلك السفلية بلطف بالحلمة. سيكون رد الفعل الغريزي لدى طفلك هو فتح الفم على نطاق واسع. مع دعم يدك لرقبة طفلك، قومي بتقريب فم طفلك حول حلمتك، وحاولي توسيط الحلمة في فم الطفل فوق اللسان.

الكلمات:
الحلمة - الجزء الداكن من الجلد الذي يخرج من ثدي الثدييات والذي يتم من خلاله توفير الحليب للصغار
الهالة - المنطقة الداكنة حول الحلمة

مواد توضيحية:
- الملصق الخاص بهذا الدرس
- مخطط K-W-L (على اللوح الأبيض، اللوح العادي، أو على قطعة كبيرة من الورق)
- دمية / مُجسّم ذو ثدي نموذجي لتوضيح الإمساك بالثدي إن أمكن
- دمية، أو طفل

- ستعرفين أن طفلك "ممسك" بشكل صحيح عندما يتم زم الشفتين إلى الخارج حول حلمة ثديك.
- يجب أن يكون لدى طفلك حلمتك بأكملها ومعظم الهالة، وهو الجلد الداكن المحيط بالحلمة، في فمه.
- بينما قد تشعرين بوخز أو شد طفيف، إلا أن الرضاعة الطبيعية لا ينبغي أن تكون مؤلمة.
- إذا لم يتمسك طفلك بالثدي بشكل صحيح ويرضع بإيقاع سلس ومريح، فادفعي خنصرك بلطف بين لثة طفلك لكسر عملية الشفط، ثم قومي بإزالة الحلمة وحاولي مرة أخرى.
- يساعد "التمسك" الجيد على منع التهاب الحلمات.

<u>للتأكد من الفهم:</u>

يمكن للمدرب عرض الرسوم البيانية أو استخدام دمية ونموذج للثدي لتوضيح عملية الإغلاق أثناء شرح العملية. ثم اطلب من النساء التدرب مع أطفالهن أو الدمى لضمان التقنية المناسبة. مر عبر كل خطوة من عملية التمسُّك عدة مرات لأن هذه عملية أكثر صعوبة للاحتفاظ بها.

الرضاعة الطبيعية: التمسك

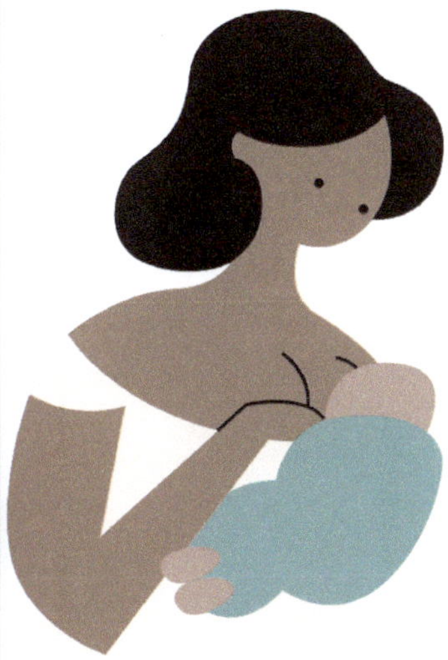

- ضعي طفلكِ في مواجهة لكِ، بحيث يكون مرتاحًا ولا يضطر إلى ثني رقبته للرضاعة.
- باستخدام يد واحدة، ضعي ثديكِ على شكل كوب، ودلكي الجزء السفلي من فم طفلكِ بحلمتكِ. ستكون ردة فعل طفلكِ الغريزية هي فتح فمه على مصراعيه. مع دعمكِ لصدر طفلكِ، قرّبي فم طفلكِ من حلمتكِ، وحاولي وضع حلمتكِ في منتصف فم الطفل فوق لسانه.
- تأكدي من أن طفلكِ مُمسكٌ بالثدي بشكل صحيح، وأن كلا الشفتين مُوجهتان للخارج حول حلمتكِ.
- يجب أن تكون الحلمة بأكملها ومعظم المنطقة الداكنة المحيطة، في فمه.
- قد تشعرين بوخز أو شد خفيف، لكن الرضاعة الطبيعية لا ينبغي أن تكون مؤلمة.
- اذا لم يكن طفلكِ مُمسكًا بالثدي بشكل صحيح ويرضع بإيقاع سلس ومريح، فادفعي إصبعكِ الصغير برفق بين لثة طفلكِ لكسر الشفط، ثم حاولي ثنيه.
- يساعد الالتصاق الجيد بالثدي على منع التهاب الحلمات.

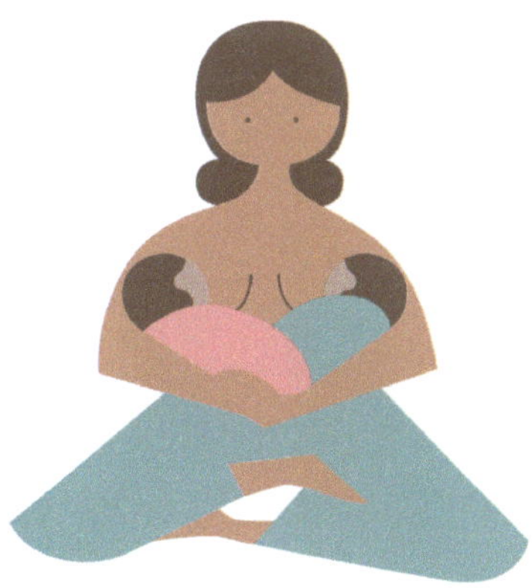

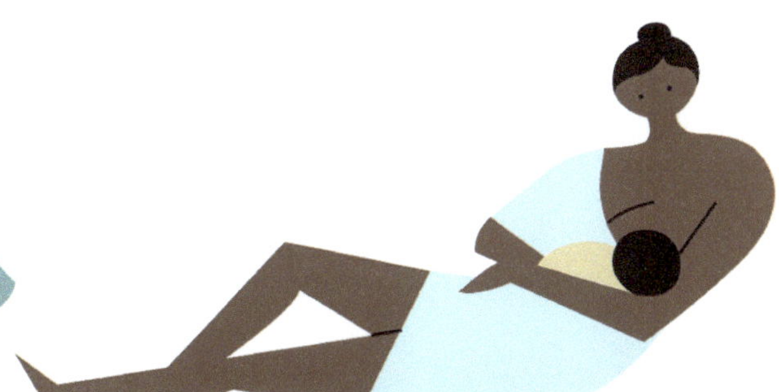

الوحدة 1: رضاعة طفلك
الأسبوع 5: تجشؤ طفلك

الكلمات:
لا توجد

مواد توضيحية:
- الملصق الخاص بهذا الدرس
- مخطط K-W-L (على اللوح الأبيض، اللوح العادي، أو على قطعة كبيرة من الورق)
- دمية، أو طفل

الأهداف:
أعرف لماذا يحتاج طفلي إلى التجشؤ. أنا أعرف كيفية تجشؤ طفلي. أعرف متى يجب أن يتجشأ طفلي.

معايير:
David Vanderpool, MD, FACS, FACPh

أسئلة ضرورية:
- لماذا يجب أن يتجشأ طفلي؟
- متى يجب أن أقوم بتجشؤ طفلي؟
- ما هي أفضل طريقة لتجشؤ طفلي؟

الدرس:
<u>الافتتاحية:</u>
اقرأ إشعياء 41: 10، «لا تخف لأني معك. لا تتلفت لأني إلهك. قد ايدتك واعنتك وعضدتك بيمين بري.»
الله هنا من أجلك، ليشجعك ويقويك لتعتني بعائلتك.
راجع تقنية الإمساك بالثدي أثناء الرضاعة الطبيعية باستخدام الدمية. ذكّر النساء بالشكل الذي يجب أن تبدو عليه (كل الحلمة ومعظم الهالة في فم الطفل) وكيفية كسر الشفط بإصبعهن الخنصر إذا كان التمسُّك مؤلمًا للغاية. انظر مرة أخرى إلى مخطط K-W-L لمعرفة ما إذا كنت قد تعلمت أي شيء جديد يمكنك وضع علامة اختيار بجانبه.

<u>مواد جديدة:</u>
لماذا يجب عليك تجشؤ طفلك؟
يعد تجشؤ طفلك جزءًا مهمًا من عملية تغذية طفلك. عندما يبتلع طفلك الحليب أثناء الرضاعة، يمكن أن تنحصر فقاعات الهواء في المعدة وتسبب عدم الراحة. التجشؤ أثناء عملية الرضاعة يسمح لطفلك بالتخلص من بعض الغازات وتخفيف الألم ويساعد على منع طفلك من البصق.

فيما يلي بعض العلامات التي تشير إلى أن طفلك قد يحتاج إلى التجشؤ:
- البكاء
- انقباض القبضات
- تقوس ظهره/ها
- سحب ساقيه/ها نحو البطن

متى يجب أن أقوم بتجشؤ طفلي؟

لا توجد قواعد بشأن متى يجب عليك تجشؤ طفلك. يحتاج بعض الأطفال إلى التجشؤ عدة مرات أثناء الرضاعة والبعض الآخر يحتاج إلى التجشؤ بعد ذلك فقط. يتجشأ بعض الأطفال بسهولة بينما يواجه آخرون صعوبة في إخراج التجشؤ. سوف تحتاجين إلى أخذ إشارات من طفلك لتتعرفي على الشكل الذي يجب أن تبدو عليه عملية التجشؤ بالنسبة لك ولطفلك.

ما يجب فعله: كيف يمكنني مساعدة طفلي على التجشؤ؟

هناك 3 تقنيات رئيسية يستخدمها معظم الأهالي. جربي كل واحد منهم لمعرفة ما يناسبك. إذا كان طفلك يعاني، فقد تحتاجين إلى تجربة إحدى الطرق الأخرى.

- فوق الكتف. احملي طفلك في وضع مستقيم مع الضغط على بطنه على الكتف للحصول على ضغط طفيف على البطن. ادعمي الطفل بيد واحدة ثم ربتي على ظهره أو افركيه بلطف باليد الأخرى. يمكن لليد المقعرة أن تجعل الربتات أكثر راحة لطفلك.
- الجلوس على حضنك. أجلسي طفلك في حضنك مع وضع إحدى يديك لدعم رقبته. باليد الأخرى، افركي ظهر الطفل بلطف أو ربتي عليه لتخفيف الغازات.
- الاستلقاء على حضنك. ضعي طفلك على حضنك ووجهه للأسفل، مع دعمه بالكامل، وتأكدي من أن الطفل قادر على التنفس بشكل جيد. افركي بلطف أو ربتي على الظهر.
- تأكد من الاحتفاظ بقطعة قماش للتجشؤ في مكان قريب في حالة بصق طفلك أثناء عملية التجشؤ.

إذا كان طفلك لا يزال يظهر عليه علامات الغازات المحتبسة، دعي طفلك مستلقياً على ظهره وحاولي ضخ ساقي طفلك لأعلى ولأسفل كما لو كان يركب دراجة. يمكنك أيضًا محاولة فرك معدة طفلك بلطف. إذا لم تساعدك هذه الأفكار، فقد يقدم لك مقدم الرعاية الصحية اقتراحات أخرى للمساعدة في تخفيف الغازات عن طفلك.

<u>للتأكد من الفهم:</u>

باستخدام الدمية، اطلب من النساء ممارسة الطرق الثلاث لتجشؤ الطفل. إظهار التصحيح حسب الضرورة.

الرضاعة الطبيعي: التجشؤ

لماذا يجب علي تجشؤ طفلي؟

يعد تجشؤ طفلك جزءًا مهمًا من عملية تغذية طفلك. عندما يبتلع طفلك الحليب أثناء الرضاعة، يمكن أن تنحصر فقاعات الهواء في المعدة وتسبب عدم الراحة. التجشؤ أثناء عملية الرضاعة يسمح لطفلك بالتخلص من بعض الغازات وتخفيف الألم ويساعد على منع طفلك من البصق.

فيما يلي بعض العلامات التي تشير إلى أن طفلك قد يحتاج إلى التجشؤ:

- البكاء
- انقباض قبضات اليدين
- تقوس ظهره/ها
- سحب ساقيه/ها نحو البطن

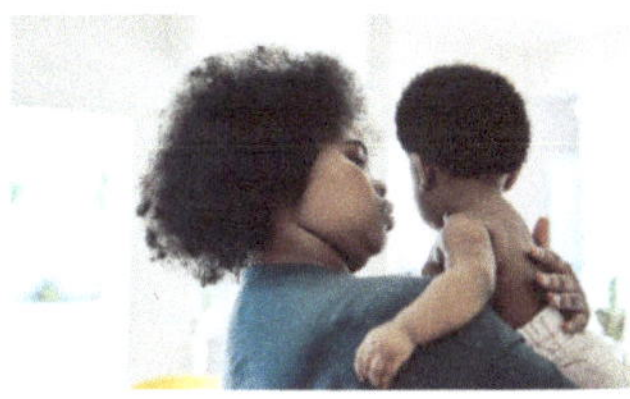

متى يجب أن أقوم بتجشؤ طفلي؟

لا توجد قواعد بشأن متى يجب عليك تجشؤ طفلك.

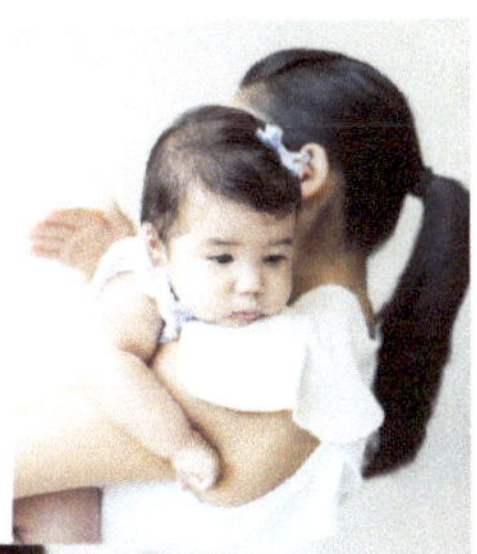

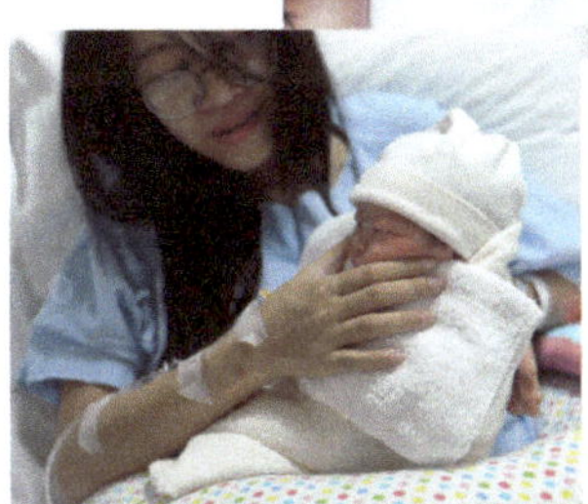

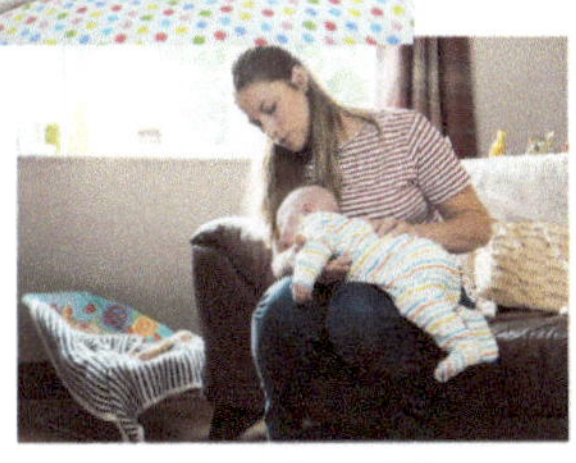

كيف يمكنني مساعدة طفلي على التجشؤ؟

- فوق الكتف. احملي طفلك في وضع مستقيم مع ضغط بطنه نحو الكتف للحصول على ضغط طفيف على البطن. ادعمي الطفل بيد واحدة ثم ربتي على ظهره أو افركيه بلطف باليد الأخرى. يمكن لليد المقعرة أن تجعل الربتات أكثر راحة لطفلك.
- الجلوس على حضنك. أجلسي طفلك في حضنك مع وضع إحدى يديك لدعم رقبته. باليد الأخرى، افركي ظهر الطفل بلطف أو ربتي عليه لتخفيف الغازات.
- الاستلقاء على حضنك. ضعي طفلك على حضنك ووجهه للأسفل، مع دعمه بالكامل، وتأكدي من أن الطفل قادر على التنفس بشكل جيد. افركي بلطف أو ربتي على الظهر.
- تأكدي من الاحتفاظ بقطعة قماش للتجشؤ في مكان قريب في حالة بصق طفلك أثناء عملية التجشؤ.
- إذا كان طفلك لا يزال يظهر عليه علامات الغازات المحتبسة، دعي طفلك مستلقياً على ظهره وحاولي ضخ ساقي طفلك لأعلى ولأسفل كما لو كان يركب دراجة. يمكنك أيضًا محاولة فرك معدة طفلك بلطف. إذا لم تساعدك هذه الأفكار، فقد يقدم لك مقدم الرعاية الصحية اقتراحات أخرى للمساعدة في تخفيف الغازات عن طفلك.

الوحدة 1: رضاعة طفلك

الأسبوع 6: وضع كل شيء معاً

الكلمات:

لا توجد

مواد توضيحية:

- الملصق الخاص بهذا الدرس
- مخطط K-W-L (على اللوح الأبيض، اللوح العادي، أو على قطعة كبيرة من الورق)
- دمية، أو طفل
- اختبارات مطبوعة للسكان المتعلمين وأدوات الكتابة

الأهداف:

أعرف لماذا يجب أن أرضع طفلي. أعرف كيف أرضع طفلي.

معايير:

David Vanderpool, MD, FACS, FACPh. World Health Organization, & Shimizu, Y. (n.d.). Breastfeeding. World Health Organization (WHO). https://www.who.int/health-topics/breastfeeding#tab=tab_3. License: CC BY-NC-SA 3.0 IGO.

أسئلة ضرورية:

- ماذا تعلمت عن الرضاعة الطبيعية؟
- ما هي الدروس المتعلقة بالرضاعة الطبيعية التي تريدين استخدامها مع طفلك؟

الدرس:

<u>مراجعة:</u>

- قم بمراجعة عملية التمسُّك من خلال تمثيل العملية مع طفل أو دمية.
- قم بمراجعة أوضاع الرضاعة الطبيعية من خلال تمثيلها مع طفل أو دمية.
- راجع الطرق الثلاث لتجشؤ الطفل باستخدام الدمية.
- اطلب من النساء إجراء محادثة مع أم لا ترغب في الرضاعة الطبيعية، مع ذكر أكبر عدد ممكن من فوائد الرضاعة الطبيعية لتشجيع الأشخاص الذين ليسوا في البرنامج على إرضاع أطفالهم رضاعة طبيعية.
- للسكان المتعلمين: اطلب من الطالبات تصميم ملصق حول لماذا يجب على النساء إرضاع أطفالهن رضاعة طبيعية وكيفية القيام بذلك.
- بالنسبة للسكان المتعلمين، قم بتقديم اختبار للطالبة باللغة الأم حول الرضاعة الطبيعية.

<u>تطبيق:</u>

اسأل النساء: ماذا تعلمت عن الرضاعة الطبيعية؟ قم بإنهاء مخطط K-W-L بالعمود الأخير.

<u>تذكرة الخروج:</u>

- كيف ترى صلاح الرب بناءً على ممارسة الرضاعة الطبيعية؟
- ما الذي تريدين تنفيذه من هذا الدرس مع طفلك؟

نموذج اختبار للمتعلِّمين:

ضع دائرة حول الإجابة الصحيحة.

1. اللبأ، الحليب الأول، مفيد/سيئ بالنسبة للطفل. ينبغي/لا ينبغي التخلص منها. [جيد، لا ينبغي]
2. متى يجب إضافة الأطعمة الصلبة إلى الرضاعة الطبيعية للأطفال؟ 3 أشهر / 6 أشهر / سنة [6 أشهر]
3. حليب الثدي لا يفسد أو يفسد. [لا]
4. يجب على الأمهات المرضعات ارتداء الملابس الفضفاضة أو الضيقة. [فضفاضة]
5. الاسترخاء/التوتر أثناء الرضاعة الطبيعية سيساعد في عملية إدرار الحليب. [الاسترخاء]

املاء الفراغ. يمكن توفير بنك الإجابات، إذا لزم الأمر.

1. يوصي الخبراء الطبيون بالرضاعة الطبيعية لطفلك حصريًا لمدة ___________. [6 أشهر]
2. كيف يستجيب ثدي الأم لرضاعة الطفل؟ ________________________ [ينتج المزيد من الحليب.]
3. التجشؤ يسمح لطفلك بإزالة بعض ___________ مما يخفف الألم. كما أنه يساعد على منع البصق. [الغازات]
4. _______ يمنع التهاب الحلمات. [التمسك الجيد]
5. الرضاعة الطبيعية عندما يريدها الطفل تسمى ___________. [التغذية عند الطلب]

الوحدة 2
الحمل الصحي

الوحدة 2: الحمل الصحي

الأسبوع 1: ماذا تأكلين عندما تكونين حامل

الكلمات:

<u>السعرات الحرارية</u> - وحدة الطاقة، وغالبا ما تستخدم لقياس كمية الطاقة التي يوفرها الغذاء

<u>الإمساك</u> - حالة تجعل الشخص غير قادر على إفراغ أمعائه بقدر ما ينبغي

<u>الغثيان</u> - الشعور بأنك سوف تتقيأ

<u>البروتين</u> - أحد المواد العديدة الموجودة في الأطعمة مثل اللحوم، الجبن، الأسماك، أو البيض، وهي ضرورية لنمو الجسم وقوته.

<u>الحبوب الكاملة</u> - حبة من نبات الحبوب مثل الأرز أو القمح الذي لم يتم نزع أي شيء منه، أو طعام مصنوع من هذا النوع من الحبوب

مواد توضيحية:

- الملصق الخاص بهذا الدرس

الأهداف:

أعرف ما هي الأطعمة المفيدة بالنسبة لي لتناولها خلال فترة الحمل.

أعرف كيف أختار طعامي خلال فترة الحمل.

معايير:

Gupta-Smith, V. & WHO. (2020, April 29). Healthy diet. World Health Organization. Retrieved July 13, 2022, from https://www.who.int/news-room/fact-sheets/detail/healthy-diet. License: CC BY-NC-SA 3.0 IGO.

WHO recommendations on maternal and newborn care for a positive postnatal experience. Geneva: World Health Organization; 2022. License: CC BY-NC-SA 3.0 IGO.

WHO recommendations on maternal health: guidelines approved by the WHO Guidelines Review Committee. Geneva: World Health Organization; 2017 (WHO/MCA/17.10). License: CC BY-NC-SA 3.0 IGO.

World Health Organization. (2013). A Handbook for Building Skills: Counselling for Maternal and Newborn Health Care. License: CC BY-NC-SA 3.0 IGO.

World Health Organization. (2016). WHO recommendations on antenatal care for a positive pregnancy experience. License: CC BY-NC-SA 3.0 IGO.

World Health Organization. (n.d.). Maternal health. https://www.who.int/health-topics/maternal-health#tab=tab_1. License: CC BY-NC-SA 3.0 IGO.

World Health Organization, United Nations Population Fund, World Bank & United Nations Children's Fund (UNICEF). (2015). Pregnancy, childbirth, postpartum and newborn care: a guide for essential practice, 3rd ed.. World Health Organization. https://apps.who.int/iris/handle/10665/249580.License: CC BY-NC-SA 3.0 IGO.

أسئلة ضرورية:

- ما هي الأطعمة التي من الجيد تناولها أثناء الحمل؟
- كيف يساعدني تناول نظام غذائي متوازن على مساعدة طفلي ومساعدتي؟
- ما هي كمية الماء التي يجب أن أشربها أثناء الحمل؟

الدرس:

الافتتاحية:

اقرأ مزمور 22: 9-10 معًا. - " لأنك انت جذبتني من البطن. جعلتني مطمئنا على ثديي امي. عليك ألقيت من الرحم. من بطن امي انت إلهي."

تحدث عن كيفية تعلم الأطفال الثقة عندما يكونون مع أمهاتهم. حتى أنهم يتعلمون أن يثقوا بالله عندما يكونون مع أمهاتهم.

اطرح هذه الأسئلة، وأرشدهم نحو الإجابات المذكورة.

- ما هي وظيفة الأم؟ [الاعتناء بأطفالها.]
- كيف تعتني الأم بأطفالها قبل ولادتهم؟ [من خلال الاعتناء بنفسها، وخاصة أثناء الحمل.]

مواد جديدة:

التوصيات الغذائية والسعرات الحرارية

- للحفاظ على صحتك أثناء الحمل ولمساعدة الطفل على النمو، حاولي تناول نظام غذائي صحي.
- يحتوي النظام الغذائي الصحي على ما يكفي من الطاقة والبروتين والفيتامينات والمعادن، والتي يتم الحصول عليها من خلال استهلاك مجموعة متنوعة من الأطعمة:
  - ◊ الفاكهة
  - ◊ الخضار الخضراء والبرتقالية
  - ◊ البقوليات (مثل العدس والفاصوليا)
  - ◊ المكسرات والحبوب الكاملة (مثل الذرة غير المعالجة، الدخن، الشوفان، القمح، والأرز البني)
  - ◊ اللحوم والأسماك
  - ◊ أقل من 30% من إجمالي الطاقة المتناولة من الدهون. تُفضل الدهون غير المشبعة (الموجودة في الأسماك، الأفوكادو، المكسرات، بذور عباد الشمس، فول الصويا، زيت الكانولا، وزيت الزيتون) على الدهون المشبعة (الموجودة في اللحوم الدهنية، الزبدة، زيت النخيل، جوز الهند، القشدة، الجبن، السمن، وشحم الخنزير) والدهون المتحولة. - الدهون بجميع أنواعها (الموجودة في الأطعمة المخبوزة والمقلية، الوجبات الخفيفة والأطعمة المعبأة مسبقًا، مثل البيتزا المجمدة، الفطائر، البسكويت، الرقائق وزيوت الطبخ والمواد القابلة للدهن واللحوم ومنتجات الألبان من الحيوانات المجترة، مثل الأبقار، الأغنام، الماعز، والإبل).
  - ◊ أقل من 5 جرام من الملح (ما يعادل حوالي ملعقة صغيرة) يومياً. يجب معالجة الملح باليود.
- شرب الكثير من الماء. من المهم جدًا أن تبقى الأم رطبة، من أجل صحتها ومن أجل طفلها. يجب أن تشرب كمية أكبر من الماء عما كنت تشربه عندما لم تكن حاملاً.
- حافظي على النشاط البدني لمنع زيادة الوزن المفرط أثناء الحمل.

- ينصح بالزنجبيل والبابونج لتخفيف الغثيان في بداية الحمل.
- يمكن استخدام نخالة القمح، وتناول كمية كافية من الماء، والألياف الغذائية (الموجودة في الخضار، المكسرات، الفواكه، والحبوب الكاملة)، أو مكملات الألياف الأخرى لتخفيف الإمساك أثناء الحمل.

للتأكد من الفهم:

مع ظهور الملصق، اطلب من كل طالبة تسمية 5 أطعمة مفيدة لتناولها أثناء الحمل. اسألهم لماذا يجب عليهم الاعتناء بأجسادهم أثناء الحمل. [لأن الاعتناء بأجسادهم يساعدهم ويفيد أطفالهم أيضًا!]

ماذا تأكلين عندما تكونين حامل

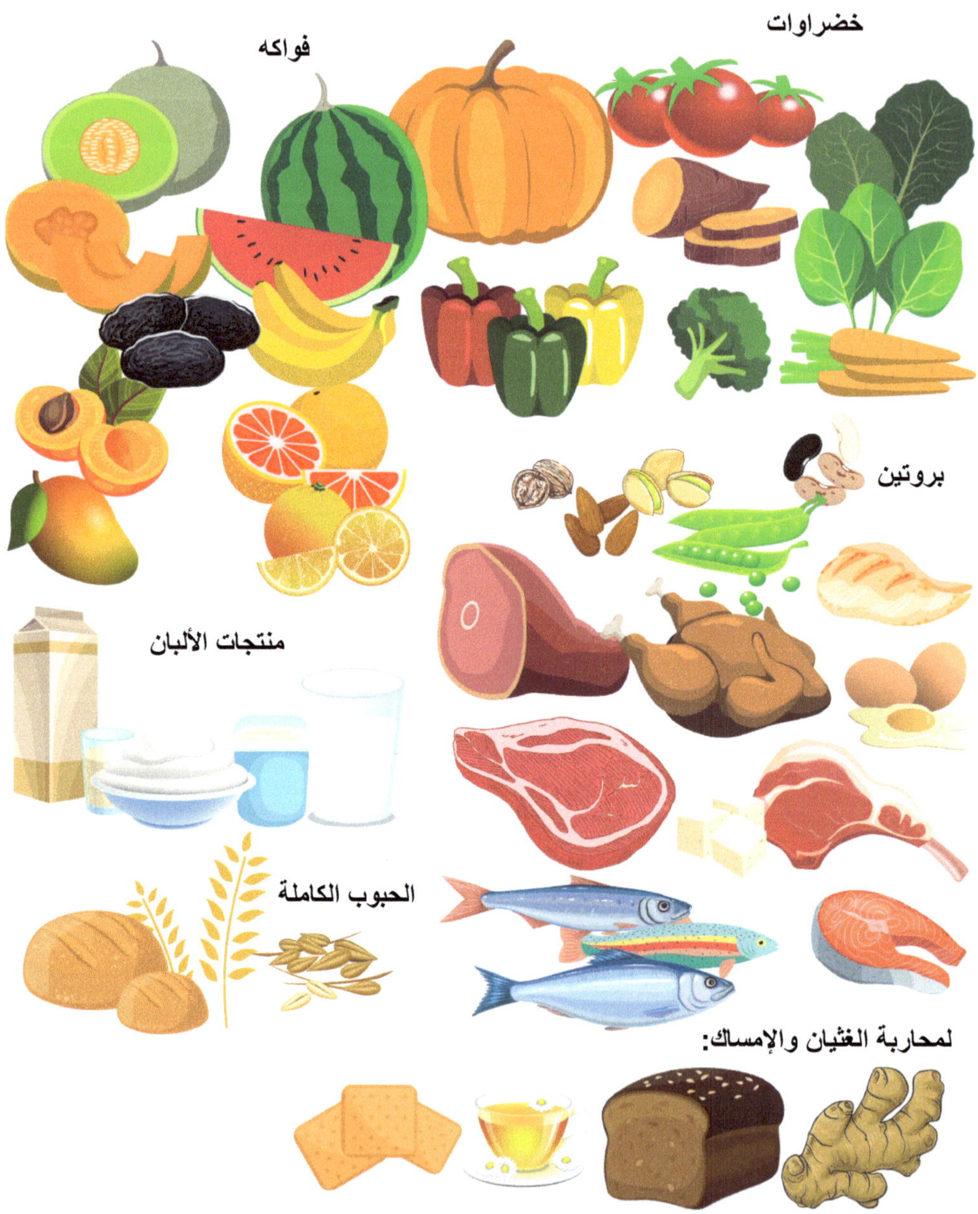

وحدة **2**، الأسبوع **1** من أمهات أصحاء، أطفال أصحاء، مجتمعات صحية

الوحدة 2: الحمل الصحي

الأسبوع 2: المأكولات التي يجب تجنُّبها والحد منها

الكلمات:
لا توجد

مواد توضيحية:
- الملصق الخاص بهذا الدرس

الأهداف:
أعرف ما هي الأطعمة غير الآمنة بالنسبة لي أثناء الحمل.

معايير:

Gupta-Smith, V. & WHO. (2020, April 29). Healthy diet. World Health Organization. Retrieved July 13, 2022, from https://www.who.int/news-room/fact-sheets/detail/healthy-diet. License: CC BY-NC-SA 3.0 IGO.
WHO recommendations on maternal and newborn care for a positive postnatal experience. Geneva: World Health Organization; 2022. License: CC BY-NC-SA 3.0 IGO.
WHO recommendations on maternal health: guidelines approved by the WHO Guidelines Review Committee. Geneva: World Health Organization; 2017 (WHO/MCA/17.10). License: CC BY-NC-SA 3.0 IGO.
World Health Organization. (2013). A Handbook for Building Skills: Counselling for Maternal and Newborn Health Care. License: CC BY-NC-SA 3.0 IGO.
World Health Organization. (2016). WHO recommendations on antenatal care for a positive pregnancy experience. License: CC BY-NC-SA 3.0 IGO.
World Health Organization. (n.d.). Maternal health. https://www.who.int/health-topics/maternal-health#tab=tab_1. License: CC BY-NC-SA 3.0 IGO.
World Health Organization, United Nations Population Fund, World Bank & United Nations Children's Fund (UNICEF). (2015). Pregnancy, childbirth, postpartum and newborn care: a guide for essential practice, 3rd ed.. World Health Organization. https://apps.who.int/iris/handle/10665/249580. License: CC BY-NC-SA 3.0 IGO.

أسئلة ضرورية:
- ما هي الأطعمة التي يجب أن أتجنبها أثناء الحمل؟
- ما هي الأطعمة التي أحتاج إلى الحد منها أثناء الحمل؟

الدرس:

الافتتاحية:

اقرأ رسالة كورنثوس الأولى 10: 31 - «فإذا كنتم تأكلون أو تشربون أو تفعلون شيئا، فافعلوا كل شيء لمجد الله».

هل تعلم أنه يمكنك أن تأكل وتشرب لمجد الله؟ هذا صحيح خاصة بينما تنمين حياة جديدة كأم حامل. اطلب من الطالبات أن يتذكروا بعض الأطعمة المفيدة لتناولها أثناء الحمل. للحصول على تحدي إضافي، يمكنك أن تطلب منهم مشاركة أي حقائق يتذكرونها حول الرضاعة الطبيعية، بما في ذلك وضع الرضاعة الطبيعية، وتقنية الإمساك، وأسباب الرضاعة الطبيعية، وما إلى ذلك.

مواد جديدة:

الأطعمة التي يجب الحد منها أثناء الحمل

- من المحتمل أن يرتبط تناول كميات كبيرة من الكافيين يوميًا (< 300 ملغ يوميًا) بزيادة خطر فقدان الحمل وانخفاض الوزن عند الولادة.
  - ◊ الكافيين هو منبه موجود في الشاي، القهوة، المشروبات الغازية، الشوكولاتة، جوز الكولا، وبعض الأدوية التي لا تستلزم وصفة طبية. من المحتمل أن تكون القهوة هي المصدر الأكثر شيوعًا لتناول كميات كبيرة من الكافيين. يمكن أن يحتوي كوب من القهوة سريعة التحضير على حوالي 60 ملغ من الكافيين؛ ومع ذلك، تحتوي بعض ماركات القهوة المخمرة تجاريًا على أكثر من 150 ملجم من الكافيين لكل حصة.
  - ◊ تحتوي أنواع الشاي التي تحتوي على الكافيين (الشاي الأسود والشاي الأخضر) والمشروبات الغازية (الكولا والشاي المثلج) عادة على أقل من 50 ملغ لكل 250 مل.
- الحد من تناولك اليومي للسكر.
- قللي من تناولك اليومي من الملح إلى أقل من 5 جرام من الملح (أي ما يعادل ملعقة صغيرة تقريبًا) يوميًا. يجب معالجة الملح باليود.

تجنبي تناول الأطعمة التالية خلال فترة الحمل:

- لا تشكل الدهون المتحولة المنتجة صناعيا جزءا من النظام الغذائي الصحي ويجب تجنبها. توجد الدهون المتحولة المنتجة صناعيًا في الأطعمة المخبوزة والمقلية، الوجبات الخفيفة والأطعمة المعبأة مسبقًا، مثل البيتزا المجمدة، الفطائر، البسكويت، الرقائق، زيوت الطبخ، والمواد القابلة للدهن.
- لا تشربي المشروبات الكحولية.
- لا تدخني أي شيء، بما في ذلك السجائر والماريجوانا.
- لا تستخدمي أي أدوية لا يوصي بها طبيبك أو يصفها لك المركز الصحي.
- للوقاية من أعراض حرقة المعدة والتخفيف منها، تجنبي الوجبات الكبيرة والدسمة، الكحول، توقفي عن التدخين، وارفعي رأس السرير للنوم.

للتأكد من الفهم:

اذكر أسماء الأطعمة والمشروبات المختلفة. اطلب من الطلاب أن يقرروا ما إذا كان هذا طعامًا جيدًا أو طعامًا يجب تجنبه أو الحد منه. فيما يلي مثال لقائمة الأطعمة التي سيتحدث عنها الطلاب: الجزر، المانجو، الدجاج النيئ، الأسماك غير المطبوخة، الكحول، الأرز، البازلاء، البيض غير المطبوخ، الكعك، السجائر،

الفاصوليا، القمح الكامل، وما إلى ذلك.

المأكولات التي يجب تجنُّبها والحد منها

الحد من:

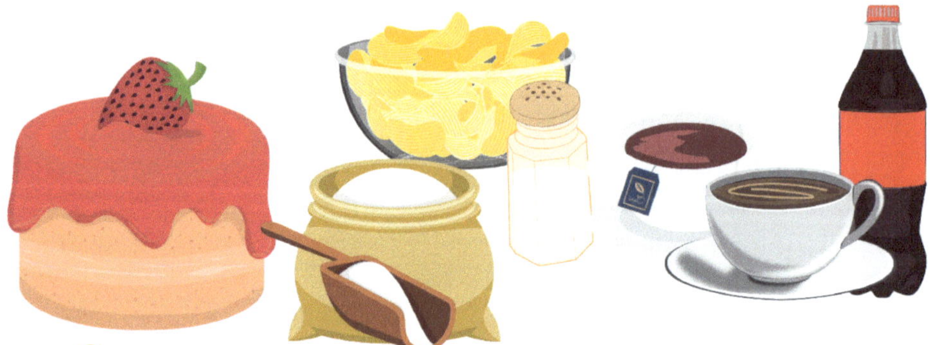

التجنب والامتناع عن:

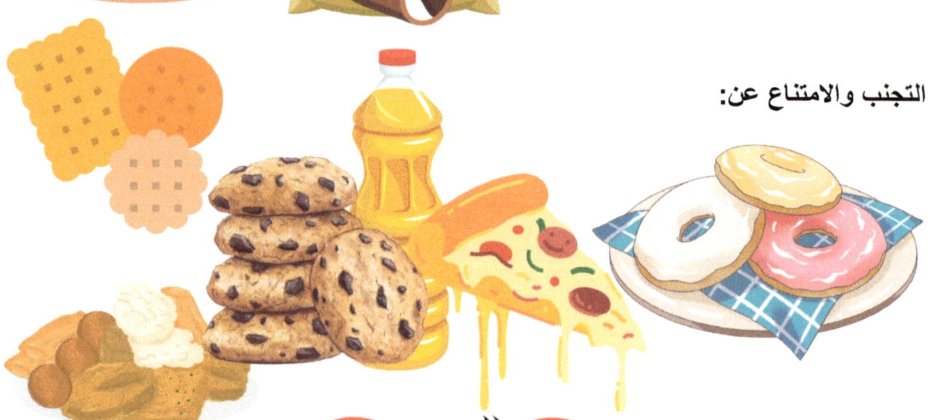

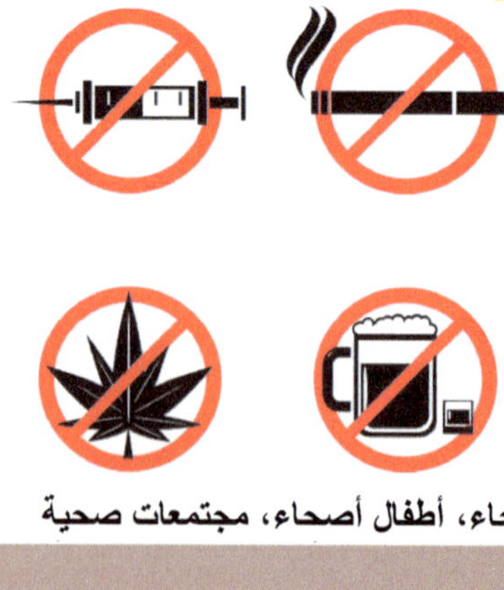

وحدة 2، الأسبوع 2 من أمهات أصحاء، أطفال أصحاء، مجتمعات صحية

الوحدة 2: الحمل الصحي

الأسبوع 3: فيتامينات ما قبل الولادة والمكملات المعدنية والتعامل الصحي مع الطعام

الكلمات:

<u>فقر الدم</u> - حالة طبية لا يوجد فيها ما يكفي من خلايا الدم الحمراء في الدم

<u>حمض الفوليك</u> - فيتامين موجود في أوراق النباتات وفي الكبد، ويحتاجه الجسم لإنتاج خلايا الدم الحمراء.

<u>الحديد</u> - عنصر كيميائي وهو معدن شائع رمادي اللون ويوجد بكميات صغيرة جدًا في الدم

<u>عيوب الأنبوب العصبي</u> - عيب خلقي يحدث عندما لا ينغلق الأنبوب العصبي الذي يشكل الحبل الشوكي والجهاز العصبي المركزي أو يتشكل بشكل صحيح

<u>البسترة</u> - لتسخين شيء ما، وخاصة الحليب، في درجة حرارة يمكن التحكم فيها لفترة زمنية محددة من أجل قتل البكتيريا

<u>قابل للتلف</u> - الطعام الذي يتحلل بسرعة

فيتامينات ما قبل الولادة - أي <u>من مجموعة المواد الطبيعية</u> الضرورية بكميات صغيرة لنمو الجسم وصحته الجيدة فيما يتعلق بالرعاية الطبية المقدمة للنساء الحوامل قبل ولادة أطفالهن

مواد توضيحية:

- الملصق الخاص بهذا الدرس

الأهداف:

أعرف أهمية فيتامينات ما قبل الولادة. أعرف لماذا يجب أن أتناول فيتامينات ما قبل الولادة بانتظام. أعرف كيفية التعامل مع الطعام بأمان أثناء الحمل.

معايير:

Systems, M. A. I. F. (2001, June 16). Five keys to safer food - Poster. World Health Organization. https://www.who.int/publications/i/item/WHO-SDE-PHE-FOS-01.1. License: CC BY-NC-SA 3.0 IGO.
WHO recommendations on maternal and newborn care for a positive postnatal experience. Geneva: World Health Organization; 2022. License: CC BY-NC-SA 3.0 IGO.
WHO recommendations on maternal health: guidelines approved by the WHO Guidelines Review Committee. Geneva: World Health Organization; 2017 (WHO/MCA/17.10). License: CC BY-NC-SA 3.0 IGO.
World Health Organization. (n.d.). Maternal health. https://www.who.int/health-topics/maternal-health#tab=tab_1. License: CC BY-NC-SA 3.0 IGO.

أسئلة ضرورية:

- لماذا يجب أن أتناول فيتامينات ما قبل الولادة؟
- ما هي فوائد تناول فيتامينات ما قبل الولادة؟
- متى يجب أن أبدأ بتناول فيتامينات ما قبل الولادة؟
- كيف أتأكد من طهي طعامي والتعامل معه بشكل آمن أثناء الحمل؟

الدرس:

<u>الافتتاحية:</u>

اقرأ إرميا 1: 5 - ««قبل أن صورتك في البطن عرفتك، وقبل أن تولد قدستك. جعلتك نبيا للأمم».

الله يعلم طفلك الآن. حتى أنه عرفك عندما كنت في بطن أمك.

قم بمراجعة سريعة لبعض الأطعمة الجيدة لتناولها والأطعمة التي يجب تجنبها أو الحد منها أثناء الحمل.

مواد جديدة:

الفيتامينات والمكملات المعدنية لما قبل الولادة:

- يوصى بتناول مكملات الحديد وحمض الفوليك عن طريق الفم يوميًا للنساء الحوامل للوقاية من فقر الدم لدى الأمهات، وانخفاض الوزن عند الولادة، والولادة المبكرة. يعد الحديد وحمض الفوليك من المكونات الشائعة في معظم فيتامينات ما قبل الولادة.
- يجب البدء بتناول حمض الفوليك في أقرب وقت ممكن (من الأفضل قبل الحمل) لمنع عيوب الأنبوب العصبي لدى الطفل.
- يوصى باستخدام فيتامين ب6 للتخفيف من الغثيان في بداية الحمل.
- يمكن استخدام المغنيسيوم والكالسيوم لتخفيف تشنجات الساق أثناء الحمل.

المبادئ التوجيهية للتعامل الآمن مع الأغذية من «المفاتيح الخمسة لغذاء أكثر سلامة»

1. حافظ على نظافتك:
   - ◊ اغسل يديك قبل التعامل مع الطعام وغالباً أثناء إعداد الطعام.
   - ◊ اغسل يديك بعد الذهاب إلى المرحاض.
   - ◊ غسل وتعقيم جميع الأسطح والمعدات المستخدمة لإعداد الطعام.
   - ◊ حماية مناطق المطبخ والطعام من الحشرات والآفات والحيوانات الأخرى.
2. الفصل بين الأطعمة النيئة والمطبوخة:
   - ◊ افصل اللحوم النيئة والدواجن والمأكولات البحرية عن الأطعمة الأخرى.
   - ◊ استخدم معدات وأدوات منفصلة مثل السكاكين وألواح التقطيع للتعامل مع الأطعمة النيئة.
   - ◊ تخزين المواد الغذائية في حاويات لتجنب الاتصال بين الأطعمة النيئة والمجهزة.
3. طهي الطعام جيدًا:
   - ◊ طهي الطعام جيداً، وخاصة اللحوم والدواجن والبيض والمأكولات البحرية.
   - ◊ قم بغلي الأطعمة مثل الحساء واليخنات للتأكد من وصولها إلى 70 درجة مئوية.
   - ◊ بالنسبة للحوم والدواجن، تأكد من أن العصائر صافية وليست وردية. من الناحية المثالية، استخدم مقياس الحرارة.
   - ◊ إعادة تسخين الطعام المطبوخ جيدًا.
4. حفظ الطعام في درجات حرارة آمنة:
   - ◊ لا تترك الطعام المطبوخ في درجة حرارة الغرفة لأكثر من ساعتين.
   - ◊ قم بتبريد جميع الأطعمة المطبوخة والقابلة للتلف على الفور (يفضل أن تكون أقل من 5 درجات مئوية).
   - ◊ يُحفظ الطعام المطبوخ ساخنًا (أكثر من 60 درجة مئوية) قبل التقديم.
   - ◊ لا تقم بتخزين الطعام لفترة طويلة حتى في الثلاجة.
   - ◊ لا تقم بإذابة الأطعمة المجمدة في درجة حرارة الغرفة.
5. استخدم المياه والمواد الخام الآمنة:
   - ◊ استخدم المياه الصالحة للشرب أو قم بمعالجتها لجعلها آمنة.
   - ◊ اختر الأطعمة الطازجة والصحية.
   - ◊ اختر الأطعمة المصنعة للسلامة، مثل الحليب المبستر.
   - ◊ اغسل الفواكه والخضروات، خاصة إذا تم تناولها نيئة.
   - ◊ لا تستخدم الطعام بعد انتهاء تاريخ صلاحيته.

للتأكد من الفهم:

اسأل النساء لماذا يجب عليهن تناول فيتامينات ما قبل الولادة. [لمنع حدوث مشكلات أثناء الحمل مثل فقر الدم لدى الأمهات، انخفاض الوزن عند الولادة، الولادة المبكرة، وعيوب الأنبوب العصبي.]
اسألي عن الفيتامين الذي قد يساعد في علاج الغثيان في بداية الحمل. [فيتامين ب6]
ثم اسألي عن الشيئين اللذين يمكن أن يساعدا في علاج تشنجات الساق أثناء الحمل. [المغنيسيوم والكالسيوم]
شاركي الأفكار كمجموعة حول كيفية تذكر تناول فيتامين ما قبل الولادة كل يوم. قد تكون بعض الأفكار هي تناوله مع وجبة معينة كل يوم أو تعيين تذكير يومي على الهاتف، وما إلى ذلك.
اسألي ما هي بعض الأشياء المهمة التي يجب أن تتذكريها عند التعامل مع الأطعمة أثناء الحمل؟ [أي إجابات من المبادئ التوجيهية للتعامل الآمن مع الأغذية مقبولة.]

فيتامينات ما قبل الولادة والمكملات المعدنية

والتعامل الصحي مع الطعام

الفيتامينات والمكملات المعدنية لما قبل الولادة:

- يوصى بتناول مكملات الحديد وحمض الفوليك عن طريق الفم يوميًا للنساء الحوامل للوقاية من فقر الدم لدى الأمهات، وانخفاض الوزن عند الولادة، والولادة المبكرة. يعد الحديد وحمض الفوليك من المكونات الشائعة في معظم فيتامينات ما قبل الولادة.
- يجب البدء بتناول حمض الفوليك في أقرب وقت ممكن (من الأفضل قبل الحمل) لمنع عيوب الأنبوب العصبي لدى الطفل.
- يوصى باستخدام فيتامين ب6 للتخفيف من الغثيان في بداية الحمل.
- يمكن استخدام المغنيسيوم والكالسيوم لتخفيف تشنجات الساق أثناء الحمل.

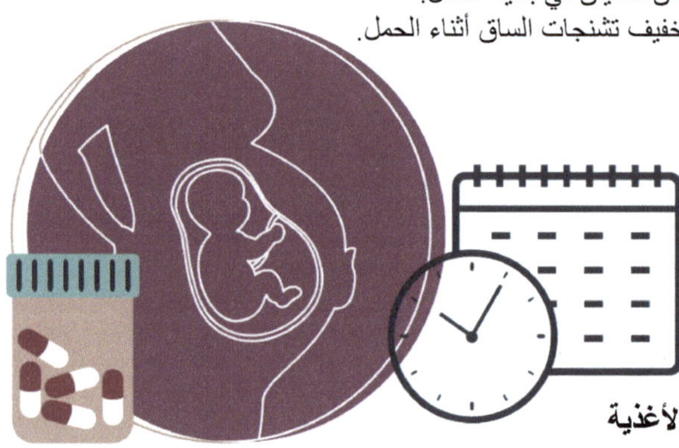

كيف ستتذكرين تناول مكملات ما قبل الولادة بصورة يومية؟

المبادئ التوجيهية للتعامل الآمن مع الأغذية

حافظ على النظافة

الفصل بين الأطعمة النيئة والمطبوخة

طهي الطعام جيدًا

حفظ الطعام في درجات حرارة آمنة

استخدم المياه الصالحة للشرب والمواد الخام الآمنة

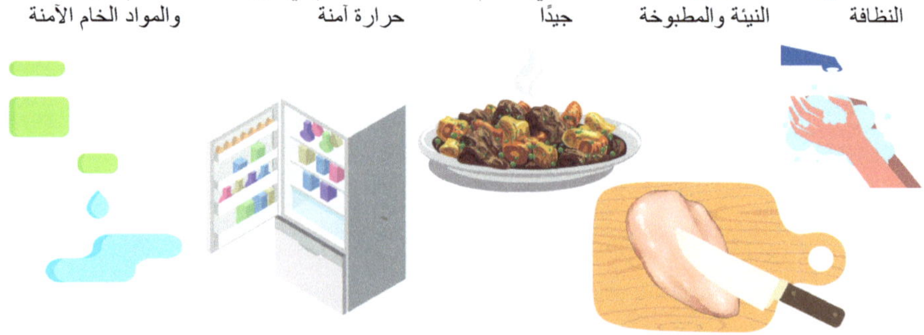

وحدة 2، الأسبوع 3 من أمهات أصحاء، أطفال أصحاء، مجتمعات صحية

الوحدة 2: الحمل الصحي

الأسبوع 4: التدخين، الكحول، والمخدرات وقت الحمل

الكلمات:

<u>اضطرابات طيف الكحول الجنيني</u> - أي من مجموعة العيوب الخلقية واضطرابات النمو، بما في ذلك متلازمة الكحول الجنينية، التي تحدث لدى الشخص الذي يتعرض للكحول أثناء الحمل

<u>الإجهاض</u> - نهاية مبكرة وغير مقصودة للحمل عندما يولد الجنين في وقت مبكر جدًا ويموت لأنه لم يتطور بما فيه الكفاية

<u>التدخين السلبي</u> - دخان التبغ الذي يستنشقه شخص واحد لأن شخصًا آخر يدخن

<u>الإملاص</u> - ولادة جنين ميت

<u>متلازمة موت الرضيع المفاجئ (SIDS)</u> - حالة طبية يموت فيها الطفل النائم فجأة دون سبب واضح

مواد توضيحية:

- الملصق الخاص بهذا الدرس

الأهداف:

أعرف لماذا يعتبر الشرب أمرًا سيئًا بالنسبة لي ولطفلي أثناء الحمل. أعرف لماذا التدخين سيء بالنسبة لي ولطفلي أثناء الحمل. أعلم أن تعاطي المخدرات أمر سيء بالنسبة لي ولطفلي أثناء الحمل.

معايير:

WHO recommendations on maternal and newborn care for a positive postnatal experience. Geneva: World Health Organization; 2022. License: CC BY-NC-SA 3.0 IGO.
WHO recommendations on maternal health: guidelines approved by the WHO Guidelines Review Committee. Geneva: World Health Organization; 2017 (WHO/ MCA/17.10). License: CC
BY-NC-SA 3.0 IGO.
World Health Organization. (n.d.). Maternal health. https://www.who.int/health-topics/maternal-health#tab=tab_1. License: CC BY-NC-SA 3.0 IGO.

أسئلة ضرورية:

- ماذا تفعل الكحول عندما تكونين حاملاً؟
- ماذا يفعل التدخين عندما تكونين حاملاً؟
- لماذا يجب أن أتجنب الشرب، التدخين، وتعاطي المخدرات أثناء الحمل؟
-

الدرس:

<u>الافتتاحية:</u>

اقرأ اشعياء 44: 2 - «هكذا يقول الرب صانعك وجابلك من البطن ومعينك: لا تخف يا عبدي يعقوب ويشورون الذي اخترته».
الرب يشكل كل واحد منا في الرحم. فهو يشكلنا ويساعدنا. ولكن هناك أشياء يمكن أن تضر بتكوين طفلك. التدخين، شرب الكحول، وتعاطي المخدرات يمكن أن تؤذي طفلك. من المهم ألا تفعلي أيًا من هذه الأشياء لصالحك ومصلحة طفلك.

مواد جديدة:

ماذا يفعل شرب الكحول أثناء الحمل؟

الكحول...

- يذهب مباشرة إلى طفلك عن طريق دمك.
- غير آمن لطفلك بأي كمية وفي أي وقت خلال فترة الحمل.
- يمكن أن يسبب الإجهاض (فقدان الطفل) والإملاص (ولادة الطفل ميتاً).
- يعرض طفلك لخطر الإصابة بمشاكل تسمى «اضطرابات طيف الكحول الجنيني» والتي يمكن أن تشمل مشاكل في دماغه وجسمه وسلوكه والتي تستمر طوال حياته.

ماذا يفعل التدخين عندما تكونين حاملاً؟

التدخين...

- يبطئ نمو طفلك قبل الولادة. قد يكون طفلك أصغر مما ينبغي.
- يعرض طفلك لخطر الإصابة بعيوب خلقية معينة ومتلازمة موت الرضيع المفاجئ (SIDS).
- قد يتسبب في ولادة طفلك مبكرًا جدًا، قبل أن يكتمل نموه.
- قد يؤدي إلى تلف رئتي طفلك ودماغه.
- أمر ضار «مستعمل». إذا كنت تستنشق دخان التبغ الخاص بأشخاص آخرين، فإنه لا يزال ضارًا لطفلك.
- يضاعف خطر الإصابة بنزيف غير طبيعي أثناء الحمل والولادة.
- يؤثر على صحتك العامة ورفاهيتك.
- يمكن أن يؤذي طفلك بعد الولادة أيضًا، فمن الأفضل أن تبقي منزلك خاليًا من التدخين، وأن تبقي طفلك بعيدًا عن الدخان.

مخدرات الشوارع:

من الأفضل تجنب جميع مخدرات الشوارع (بما في ذلك الماريجوانا) في جميع الأوقات.

للتأكد من الفهم:

إذا كنت تعرفين بعض المناسبات الخاصة التي يكون فيها أي من هذه الأنشطة شائعًا، فتأكدي من شرح مدى الضرر الذي يمكن أن يسببه تفاعل واحد مع أي من هذه الأنشطة لهم ولطفلهم. إذا كان هناك وقت، فكر في بعض الطرق التي يمكن للأشخاص من خلالها تجنب هذه الأشياء، حتى لو كانوا يعيشون مع أو حول أشخاص آخرين يشربون الكحول أو يدخنون أو يتعاطون المخدرات.

التدخين، الكحول، والمخدرات وقت الحمل

ماذا يفعل شرب الكحول أثناء الحمل

- الكحول يذهب مباشرة إلى طفلك عن طريق دمك.
- الكحول غير آمن لطفلك بأي كمية وفي أي وقت خلال فترة الحمل.
- الكحول يمكن أن يسبب الإجهاض (فقدان الطفل) والإملاص (ولادة الطفل ميتاً).
- الكحول يعرض طفلك لخطر الإصابة بمشاكل تسمى «اضطرابات طيف الكحول الجنيني» والتي يمكن أن تشمل مشاكل في دماغه وجسمه وسلوكه والتي تستمر طوال حياته.

ماذا يفعل التدخين أثناء الحمل

- التدخين يبطئ نمو طفلك قبل الولادة. قد يكون طفلك أصغر مما ينبغي. يعرض طفلك لخطر الإصابة بعيوب خلقية معينة ومتلازمة موت الرضيع المفاجئ (SIDS).
- التدخين قد يتسبب في ولادة طفلك مبكرًا جدًا، قبل أن يكتمل نموه. وقد يؤدي إلى تلف رئتي طفلك ودماغه.

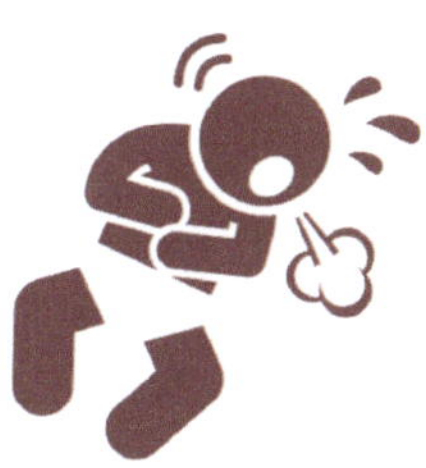

- التدخين أمر ضار «مستعمل». إذا كنت تستنشق دخان التبغ الخاص بأشخاص آخرين، فإنه لا يزال ضارًا لطفلك.
- التدخين يضاعف خطر الإصابة بنزيف غير طبيعي أثناء الحمل والولادة ويؤثر على صحتك العامة ورفاهيتك.
- التدخين يمكن أن يؤذي طفلك بعد الولادة أيضًا، فمن الأفضل أن تبقي منزلك خاليًا من التدخين، وأن تبقي طفلك بعيدًا عن الدخان.

مخدرات الشوارع

من الأفضل تجنب جميع مخدرات الشوارع (بما في ذلك الماريجوانا) كل الوقت.

وحدة 2، الأسبوع 4 من أمهات أصحاء، أطفال أصحاء، مجتمعات صحية

الوحدة 2: الحمل الصحي

الأسبوع 5: وضع كل شيء معاً

الكلمات:

<u>الكلاميديا، السيلان، الزهري</u> - أمراض الأعضاء التناسلية التي يمكن أن تنتقل من شخص إلى آخر أثناء ممارسة الجنس. ينتشر مرض الزهري ببطء من الأعضاء التناسلية إلى جميع أجزاء الجسم، وغالباً ما يؤدي إلى الوفاة إذا لم يتم علاجه.

<u>التهاب الكبد</u> - مرض خطير في الكبد. هناك ثلاثة أنواع رئيسية من التهاب الكبد: التهاب الكبد A، B، C.

<u>HIV فيروس نقص المناعة البشرية</u> - فيروس نقص المناعة البشرية: الفيروس المسبب لمرض الإيدز (مرض خطير يدمر قدرة الجسم على مكافحة العدوى)

<u>شريك أحادي</u> - إقامة علاقة جنسية أو زواج مع شخص واحد فقط في كل مرة

<u>العدوى المنقولة جنسيًا</u> - عدوى (حالة تدخل فيها البكتيريا أو الفيروسات المسببة للمرض إلى الجسم) يمكن أن تنتقل من شخص إلى آخر عن طريق النشاط الجنسي

مواد توضيحية:

- الملصق الخاص بهذا الدرس
- مخطط K-W-L (على اللوح الأبيض، اللوح العادي، أو على قطعة كبيرة من الورق)

الأهداف:

أفهم كيف تؤثر الأمراض المنقولة جنسيًا على حملي وطفلي. يمكنني تقليل خطر إصابتي وخطر إصابة طفلي بالأمراض المنقولة جنسيًا. أعرف ماذا أفعل إذا كنت مصابًا بعدوى تنتقل عن طريق الاتصال الجنسي.

معايير:

WHO recommendations on maternal and newborn care for a positive postnatal experience. Geneva: World Health Organization; 2022. License: CC BY-NC-SA 3.0 IGO.
World Health Organization. (n.d.). Sexually Transmitted Infections. World Health Organization: The Global Health Observatory. https://www.who.int/data/gho/data/themes/sexually-transmitted-infections. License: CC BY-NC-SA 3.0 IGO.

أسئلة ضرورية:

- هل يمكن أن تؤثر العدوى المنقولة جنسيًا أثناء الحمل على طفلي؟
- كيف يتم علاج الأمراض المنقولة جنسيا أثناء الحمل؟
- ما الذي يمكنك فعله للوقاية من الأمراض المنقولة جنسيًا؟

الدرس:

<u>الافتتاحية:</u>

وهذا درس مهم للتأكد من أن النساء يفهمن أن العيادة هي مكان آمن لهن لطرح أي أسئلة قد تكون لديهن. تأكد من معرفته بالموارد المتاحة لهم في عيادتك من خلال كل جزء من هذا الدرس. تأكد أيضًا من أنهم يفهمون أنك ستساعدهم في كل شيء.

اقرأ تثنية 6: 7 - «وقصها على أولادك، وتكلم بها حين تجلس في بيتك، وحين تمشي في الطريق، وحين تنام وحين تقوم».

من المهم التحدث عن العديد من الدروس بانتظام مع عائلتك، وخاصة الدروس التي أعطانا إياها الله. موضوع آخر مهم للحديث عنه هو الأمراض المنقولة جنسيا. ماذا تعرف عن الأمراض المنقولة جنسيا؟

مع النساء، املأ القسم K في مخطط K-W-L - ما يعرفونه. ثم اسألهم عما يريدون معرفته، واملأ القسم W من المخطط.

مواد جديدة:

هناك مشاكل محددة ناجمة عن الأمراض المنقولة جنسيا أثناء الحمل.

- يمكن أن تتأثر النساء الحوامل بالأمراض المنقولة جنسيًا (STIs)، تمامًا مثل الأشخاص الآخرين. من المهم معرفة كيفية التعرف على هذه الالتهابات وما يجب فعله لعلاجها بشكل صحيح.
- يجب أن تخضعي لفحص العدوى المنقولة جنسيًا في وقت مبكر من الحمل.
- بما أن العدوى المنقولة جنسيًا أثناء الحمل يمكن أن تسبب مشاكل صحية خطيرة لك ولطفلك، فعادةً ما يتم إجراء اختبار فحص للأمراض المنقولة جنسيًا في وقت مبكر من الحمل لضمان إمكانية بدء العلاج المناسب.
- حتى لو كنت قد خضعت سابقًا لاختبار الإصابة بالأمراض المنقولة جنسيًا، فمن الضروري إجراء الاختبار مرة أخرى أثناء الحمل. تأكدي من إخبار طبيبك إذا كان لديك أعراض أو شاركت في نشاط جنسي محفوف بالمخاطر. يعاني العديد من الأشخاص من أمراض منقولة جنسيًا بدون أعراض.

هل يمكن أن تؤثر الأمراض المنقولة جنسيًا أثناء الحمل على طفلك؟

- نعم. الأمراض المنقولة جنسيا أثناء الحمل يمكن أن تسبب العديد من المشاكل.
- يمكن للنساء الحوامل نقل فيروس نقص المناعة البشرية إلى أطفالهن أثناء الحمل أو الرضاعة الطبيعية. ومع ذلك، إذا تم تشخيص فيروس نقص المناعة البشرية قبل الحمل أو في وقت مبكر منه، فيمكن تناول الأدوية لتقليل فرصة إصابة طفلك به. يمكن أن تتسبب الأمراض المنقولة جنسيًا الأخرى في ولادة طفلك مبكرًا، أو ولادة جنين ميت، وفي بعض الحالات، تسبب الوفاة بعد الولادة. مع الدواء، يمكن للأطفال تجنب المشاكل.
- تم ربط مرض السيلان غير المعالج أثناء الحمل بالولادة المبكرة، تمزق الأغشية المبكر، وانخفاض الوزن عند الولادة. يمكن أن ينتقل مرض السيلان إلى الطفل أثناء الولادة المهبلية.
- تشير بعض الأبحاث إلى أن التهاب الكبد C أثناء الحمل يزيد من خطر الولادة المبكرة، وصغر الحجم بالنسبة لعمر الحمل، وانخفاض الوزن عند الولادة. يمكن أن ينتقل هذا النوع من عدوى الكبد إلى الطفل أثناء الحمل.

كيف يتم علاج *الأمراض المنقولة جنسيا أثناء الحمل؟*

- يمكن علاج الأمراض المنقولة جنسيا مثل الكلاميديا، السيلان، والزهري والشفاء منها بالمضادات الحيوية أثناء الحمل.
- لا يمكن علاج الأمراض المنقولة جنسيًا التي تسببها الفيروسات، مثل التهاب الكبد B والتهاب الكبد C وفيروس نقص المناعة البشرية.
- في بعض الحالات، يمكن استخدام الأدوية المضادة للفيروسات للمساعدة في تقليل خطر نقل العدوى الفيروسية إلى طفلك. إذا كنتِ مصابة بفيروس نقص المناعة البشرية، فقد تحتاجين إلى الولادة بعملية قيصرية.

ما الذي يمكنك فعله للوقاية من الأمراض المنقولة جنسيًا؟

- عدم ممارسة الجنس الجنس. هذه هي الطريقة الأكثر فعالية لتجنب الأمراض المنقولة جنسيا.
- عدم ممارسة الجنس إلا مع شريك واحد غير مصاب، على المدى الطويل.
- استخدام الواقي الذكري طوال الوقت.

للتأكد من الفهم:

أكمل القسم L من مخطط K-W-L - ما تعلمته النساء. تأكد من تخصيص وقت للأسئلة خلال هذا الدرس. تقديم المشورة والمساعدة الخاصة لأولئك الذين يتعاملون مع الأمراض المنقولة جنسيا.

أعطِ مجموعات صغيرة من النساء أو امرأة واحدة، واحدًا أو أكثر من هذه الأسئلة للإجابة عليها للمجموعة، ومساعدتهم إذا احتاجوا إلى المساعدة. تأكد من منحهم الوقت الكافي لتذكر المعلومات.

1. صح أم خطأ: يمكن أن تصاب النساء الحوامل بالأمراض المنقولة جنسياً أثناء الحمل. [صح]
2. من أيضاً (غيرك) يمكن أن يتأثر بالأمراض المنقولة جنسياً أثناء الحمل؟ [طفلك]
3. صح أم خطأ: ليس من المهم إجراء فحص الأمراض المنقولة جنسياً أثناء الحمل. [خطأ. يجب أن يتم الفحص مبكرًا وفي كثير من الأحيان إذا شعرت بأي أعراض تشك في أنها قد تعني إصابتك بعدوى تنتقل عن طريق الاتصال الجنسي.]
4. صح أم خطأ: يمكن للأدوية علاج بعض الأمراض المنقولة جنسياً مثل الكلاميديا والزهري. [صح]
5. صح أم خطأ: ارتفاع الوزن عند الولادة هو نتيجة لبعض الأمراض المنقولة جنسيا. [خطأ. انخفاض الوزن عند الولادة ناجم عن الأمراض المنقولة جنسيا مثل السيلان والتهاب الكبد الوبائي.]
6. صح أم خطأ: جميع أنواع العدوى المنقولة جنسياً هي بكتيرية ويمكن علاجها بالمضادات الحيوية. [خطأ. بعض الأمراض المنقولة جنسيا تكون بكتيرية والبعض الآخر فيروسية.]

الالتهابات المنقولة جنسيا والحمل

- يمكن أن تتأثر النساء الحوامل بالأمراض المنقولة جنسيًا (STIs)ويمكن أن تؤدي لمشاكل خطيرة لكليكما.
- عادة ما يتم إجراء اختبار فحص للأمراض المنقولة جنسيًا في وقت مبكر من الحمل لضمان إمكانية بدء العلاج المناسب.
- حتى لو كنت قد خضعت سابقًا لاختبار الإصابة بالأمراض المنقولة جنسيًا، فمن الضروري إجراء الاختبار مرة أخرى أثناء الحمل. تأكدي من إخبار طبيبك إذا كان لديك أعراض أو شاركت في نشاط جنسي محفوف بالمخاطر. يعاني العديد من الأشخاص من أمراض منقولة جنسيًا بدون أعراض.

هل يمكن أن تؤثر الأمراض المنقولة جنسيًا أثناء الحمل على طفلك؟

- نعم. الأمراض المنقولة جنسيا أثناء الحمل يمكن أن تسبب العديد من المشاكل.
- بعض المشاكل التي تسببها الأمراض المنقولة جنسياً تشمل:
  - ◊ يمكن للنساء الحوامل نقل فيروس نقص المناعة البشرية إلى أطفالهن أثناء الحمل أو الرضاعة الطبيعية.
  - ◊ ولادة مبكرة
  - ◊ ولادة جنين ميت
  - ◊ تمزق الأغشية المبكر
  - ◊ حجم منخفض للطفل
  - ◊ وزن منخفض للطفل
  - ◊ الوفاة بعد الولادة

كيف يتم علاج الأمراض المنقولة جنسيا أثناء الحمل؟

- يمكن علاج الأمراض المنقولة جنسيا مثل الكلاميديا، السيلان، والزهري والشفاء منها بالمضادات الحيوية أثناء الحمل.
- لا يمكن علاج الأمراض المنقولة جنسيًا التي تسببها الفيروسات، مثل التهاب الكبد B والتهاب الكبد C وفيروس نقص المناعة البشرية. في بعض الحالات، يمكن استخدام الأدوية المضادة للفيروسات للمساعدة في تقليل خطر نقل العدوى الفيروسية إلى طفلك. إذا كنتِ مصابة بفيروس نقص المناعة البشرية، فقد تحتاجين إلى الولادة بعملية قيصرية.

ما الذي يمكنك فعله للوقاية من الأمراض المنقولة جنسيًا؟

- عدم ممارسة الجنس. هذه هي الطريقة الأكثر فعالية لتجنب الأمراض المنقولة جنسيا.
- عدم ممارسة الجنس إلا مع شريك واحد غير مصاب.
- استخدام الواقي الذكري طوال الوقت.

وحدة 2، الأسبوع 5 من أمهات أصحاء، أطفال أصحاء، مجتمعات صحية

الوحدة 2: الحمل الصحي

الأسبوع 5: وضع كل شيء معاً

الكلمات:
لا توجد

مواد توضيحية:
- الملصقات الخاصة بكل الوحدة الثانية

الأهداف:
أعرف كيفية اتخاذ خيارات الطعام ونمط الحياة الصحية لي ولطفلي.

معايير:
WHO recommendations on maternal and newborn care for a positive postnatal experience. Geneva: World Health Organization; 2022. License: CC BY-NC-SA 3.0 IGO.
WHO recommendations on maternal health: guidelines approved by the WHO Guidelines Review Committee. Geneva: World Health Organization; 2017 (WHO/MCA/17.10). License: CC BY-NC-SA 3.0 IGO.
World Health Organization. (n.d.). Maternal health. https://www.who.int/health-topics/maternal-health#tab=tab_1. License: CC BY-NC-SA 3.0 IGO.
World Health Organization. (n.d.). Sexually Transmitted Infections. World Health Organization: The Global Health Observatory. https://www.who.int/data/gho/data/themes/sexually-transmitted-infections. License: CC BY-NC-SA 3.0 IGO.
World Health Organization, United Nations Population Fund, World Bank & United Nations Children's Fund (UNICEF). (2015). Pregnancy, childbirth, postpartum and newborn care: a guide for essential practice, 3rd ed.. World Health Organization. https://apps.who.int/iris/handle/10665/249580. License: CC BY-NC-SA 3.0 IGO.

أسئلة ضرورية:
- ماذا تعلمت عن التغذية والصحة أثناء الحمل؟
- ما هي الدروس المتعلقة بالتغذية والصحة أثناء الحمل التي تريدين استخدامها مع طفلك؟

الدرس:

مراجعة:

اطلب من الطلاب تسمية الأطعمة من المجموعات الغذائية الرئيسية: [الفواكه، لخضروات، البقوليات، المكسرات، الحبوب الكاملة، اللحوم، الأسماك، ومنتجات الألبان]

إذا ارتكبوا أخطاء، فقم بتقديم التصحيحات أثناء تحديد الأطعمة المفيدة للأمهات لتناولها أثناء الحمل.

بعد ذلك، اطلب من الطلاب تسمية الأطعمة التي يجب الحد منها و/أو تجنبها أثناء الحمل. [الحد: الكافيين، الملح، السكر، الوجبات عالية الدهون؛ تجنب: الدهون المتحولة المنتجة صناعيًا، الكحول، التدخين، والمخدرات]

راجع المبادئ التوجيهية للغذاء الآمن: [1. المحافظة على النظافة. 2. فصل الأطعمة النيئة عن الأطعمة المطبوخة. 3. طهي الطعام جيدًا. 4. حفظ الطعام في درجات حرارة آمنة. 5. استخدم المياه الصالحة للشرب والمواد الخام.]

قم بإعداد قائمة سريعة بالأسباب التي تجعل النساء يتناولن فيتامينات ما قبل الولادة يوميًا. [يمنع عيوب الأنبوب العصبي عن طريق تناول حمض الفوليك الإضافي في فيتامينات ما قبل الولادة، الحديد الزائد يمنع فقر الدم وانخفاض الوزن عند الولادة والولادة المبكرة، وما إلى ذلك]

قم بمراجعة الأسباب التي تمنع النساء من شرب الخمر أو التدخين أو تعاطي المخدرات - حتى إعادة تدريس هذا الدرس بالكامل، إذا لزم الأمر. هذا جزء مهم جدًا من التغذية أثناء الحمل.

تحقق لمعرفة ما إذا كان بإمكان النساء تذكر أفضل طرق الوقاية من الأمراض المنقولة جنسياً [عدم ممارسة الجنس؛ ممارسة الجنس فقط مع شريك واحد بالزواج منذ فترة طويلة؛ استخدام الواقي الذكري]، واكتشف ما يتذكرونه عندما يجب أن يتم فحصهم بحثًا عن الأمراض المنقولة جنسيًا [في وقت مبكر من الحمل، وعندما يعانون من أعراض يعتقدون أنها قد تكون مرتبطة بعدوى منقولة جنسيًا].

ارجع إلى أي مصطلحات من المفردات لم تكن النساء على دراية بها تمامًا وتأكد من مساعدتهن على فهم الكلمات في السياق. [على سبيل المثال. فقر الدم - حالة لا يملك فيها الجسم ما يكفي من خلايا الدم الحمراء السليمة]

تطبيق:

اطرح على النساء هذه الأسئلة: ما هي التغييرات التي ستجريها على عاداتك في تناول الطعام وإعداد الطعام بناءً على هذه الدروس؟ ما الذي سوف تتجنبيه؟ ماذا ستأكلين أو تفعلين أكثر؟

تذكرة الخروج:

ما هو دور الله في تكوين طفلك؟ ما هو دورك في توفير لطفلك وحماية طفلك؟ كيف يؤثر نظامك الغذائي على حملك؟

نموذج اختبار للمتعلّمين:

أحط بدائرة الإجابة الصحيحة

شرب الكحول أثناء الحمل مفيد/سيئ لطفلي. ينبغي/لا ينبغي لي أن أشرب الكحول أثناء الحمل. [سيء، لا ينبغي]

2. من المهم ألا أتناول الأطعمة التي تحتوي على الكثير من الملح/الماء. [ملح]
3. شرب الكثير من الماء مهم/غير مهم لتغذية طفلي وتقليل الإمساك أثناء الحمل. [مهم]
4. يجب أن أبدأ بتناول فيتامينات ما قبل الولادة قبل/بعد الحمل لتوفير أفضل تغذية ممكنة لطفلي. [قبل]
5. يمكن أن تساعد/تؤذي الأمراض المنقولة جنسيًا طفلي. وهذا هو سبب أهمية الفحص المبكر. [يؤذي]

املاء الفراغ. يمكن توفير بنك الإجابات، إذا لزم الأمر.

1. يجب أن أتناول فيتامينات ما قبل الولادة __________ للحفاظ على صحة جسدي وطفلي. [كل يوم]
2. التدخين وتعاطي المخدرات أمران __________ للغاية بالنسبة لي ولطفلي. [غير صحي أو سيء]
3. يمكن أن يساعد اتباع نظام غذائي صحي ومتوازن أيضًا في تقليل بعض أعراض الحمل، مثل __________. [الغثيان، الإمساك، فقر الدم، الخ]
4. يمكن علاج بعض الأمراض المنقولة جنسيًا __________ بالمضادات الحيوية؛ يحتاج البعض الآخر إلى أدوية مضادة للفيروسات أو حتى عمليات قيصرية لمنعهم من إيذاء طفلك. [الالتهابات]
5. عندما تبدأ في طهي الطعام، من المهم أن تظل آمنًا عن طريق غسل __________. [الأيدي]

الوحدة 3
ما يمكن توقعه أثناء الحمل والولادة

الوحدة 3: ما يمكن توقعه أثناء الحمل والولادة

الأسبوع 1: ما تتوقعينه خلال الثلث الأول من الحمل

الكلمات:

حرقة المعدة - شعور مؤلم بالحرقان في أسفل الصدر بسبب عدم هضم المعدة للطعام بشكل صحيح

الهرمون - أي من المواد الكيميائية المختلفة التي تصنعها الخلايا الحية والتي تؤثر على التطور، النمو، الجنس وما إلى ذلك ويتم حملها حول الجسم في الدم

الثلث - فترة ثلاثة أشهر

مواد توضيحية:

- الملصق الخاص بهذا الدرس
- مخطط K-W-L (على اللوح الأبيض، اللوح العادي، أو على قطعة كبيرة من الورق)

الأهداف:

أفهم التغييرات التي سيمر بها جسدي خلال الأشهر الثلاثة الأولى من الحمل.
أستطيع أن أعتني بنفسي وبطفلي خلال الأشهر الثلاثة الأولى من الحمل.

معايير:

David Vanderpool, MD, FACS, FACPh
WHO recommendations on maternal health: guidelines approved by the WHO Guidelines Review Committee. Geneva: World Health Organization; 2017 (WHO/MCA/17.10). License: CC BY-NC-SA 3.0 IGO.
World Health Organization. (2016). WHO recommendations on antenatal care for a positive pregnancy experience. License: CC BY-NC-SA 3.0 IGO.
World Health Organization. (n.d.). Maternal health. https://www.who.int/health-topics/maternal-health#tab=tab_1. License: CC BY-NC-SA 3.0 IGO.

أسئلة ضرورية:

- ما هي التغييرات التي قد يمر بها جسدي خلال الأشهر الثلاثة الأولى من الحمل؟
- كيف أعتني بنفسي خلال الأشهر الثلاثة الأولى من الحمل؟ متى يجب أن أتصل بطبيبي بخصوص أي أعراض في الأشهر الثلاثة الأولى؟
- ما هو حجم طفلي في هذا الفصل من الحمل؟

الدرس:

<u>الافتتاحية:</u>

اقرأ 1 صموئيل 1: 27 - «من أجل هذا الصبي صليت، فأعطاني الرب سؤلي الذي تضرعت إليه». الأطفال نعمة! إنهم يأتون مع التحديات، لكن الله أعطاك طفلك ليباركك. سواء كنت تخططين لطفلك أم لا، طفلك هو نعمة لك ولعائلتك. الحمل هو وقت غريب. ربما تشعرين بأشياء لم تشعري بها من قبل. مدة الحمل حوالي 9 أشهر. وهي مقسمة إلى 3 أجزاء مختلفة، مدة كل منها حوالي 3 أشهر. وتسمى هذه الثلث. الثلث الأول من الحمل، أي الأشهر الثلاثة الأولى من الحمل، فترة مثيرة. ستختبرين العديد من التغييرات التي ستعمل على إعداد جسمك لحمل طفلك ورعايته. ربما تكونين قد اكتشفت أنك حامل

بسبب بعض هذه التغييرات. (وإذا لم يكن الأمر كذلك، فلا بأس بذلك أيضًا!) تختبر معظم النساء بعض هذه التغييرات على الأقل، ولكن تجربة الجميع تقريبًا مختلفة! ماذا تعرفين بالفعل عن الحمل؟ (املأ قسم K في مخطط K-W-L.) ماذا تريدين أن تعرفي عن الأشهر الثلاثة الأولى؟ عن الحمل؟ (املأ قسم W في مخطط K-W-L.)

<u>مواد جديدة:</u>

فيما يلي بعض الأشياء التي قد تواجهينها خلال الأشهر الثلاثة الأولى من الحمل.

الغثيان و/أو النفور من الطعام

في الأشهر الثلاثة الأولى من الحمل، يُعرف هذا الغثيان باسم «غثيان الصباح». وعادة ما يختفي قبل أو خلال الثلث الثاني من الحمل، على الرغم من أن بعض النساء قد يعانين من الغثيان والقيء خلال فترة الحمل. يمكن أن يكون هذا أيضًا مصحوبًا بنفور من الطعام - حيث تنفرك الأطعمة التي قد تستمتع بها عادةً فجأة. الزنجبيل، البابونج، والوجبات الصغيرة المقسمة بالتساوي على مدار اليوم يمكن أن تساعد في علاج الغثيان. ومن المهم أيضًا أن تشربي الكثير من الماء النظيف.

ثديين مؤلمين ومنتفخين

تبدأ الهرمونات بالانتشار في جسمك لإعدادك لإرضاع طفلك.

حرقة في المعدة

تعتبر حرقة المعدة، أو الارتجاع الحمضي، من الأعراض الشائعة طوال فترة الحمل. للمساعدة في علاج حرقة المعدة، يمكنك تجنب بعض الأطعمة التي تسبب الأعراض، مثل الأطعمة الغنية بالتوابل، الأطعمة الدهنية، الكافيين، البصل، الثوم، الطماطم، وما إلى ذلك. ويمكن أن يساعد أيضًا، البقاء منتصبة بعد تناول الوجبات حتى تساعد الجاذبية جهازك الهضمي على حفظ جميع الأحماض إلى أسفل.

كثرة التبول

مع نمو رحمك وطفلك، ستلاحظين المزيد من الضغط على المثانة مما يمنحك الرغبة في التبول بشكل متكرر.

إمساك

تغيير مستويات الهرمون يسبب الإمساك. يمكن استخدام نخالة القمح وتناول كمية كافية من الماء والألياف الغذائية (الموجودة في الخضار، المكسرات، الفواكه، والحبوب الكاملة) أو مكملات الألياف الأخرى لتخفيف الإمساك أثناء الحمل.

تعب

إن نمو الطفل أمر مرهق! يمر جسمك بالكثير من التغييرات استعدادًا لطفلك الصغير. تأكدي من حصولك على قسط وافر من النوم والراحة عندما تكونين قادرة على ذلك.

تقلب المزاج
مع زيادة مستويات الهرمونات في جسمك، قد يجعلك ذلك تشعرين بمزيد من العاطفية. قد تواجهين أيضًا تغيرات سريعة في المزاج أو العاطفة. يعد هذا تغييرًا طبيعيًا، ولكن من المهم أن تتطلعي إلى الأصدقاء والأحباء للحصول على الدعم، خاصة إذا كنت تشعرين بالحزن أو القلق. إذا أصبحت التغيرات العاطفية لديك حادة أو شديدة، فتأكدي من استشارة مقدم الرعاية الصحية الخاص بك للحصول على المساعدة.

ما هو حجم طفلك؟
في نهاية الأشهر الثلاثة الأولى، يبلغ طول طفلك حوالي 2-3 بوصات. هذا طول إصبعك أو إبهامك.

<u>للتأكد من الفهم:</u>

تحدث مع النساء في البرنامج حول أي مشاكل يواجهونها وأي أسئلة قد تكون لديهن. ثم قم بملء القسم L من مخطط K-W-L لإظهار ما تعلمه الجميع في هذا الدرس. إذا شعرت أن النساء في برنامجك يشعرن بالارتياح تجاه المشاركة، يمكنك أن تطلب منهن رفع أيديهن إذا كان لديهن أعراض معينة أو مشاركة الأعراض التي يعانين منها شفهيًا. قد يكون لديهم أيضًا قصة مضحكة أو خطيرة مرتبطة بأعراضهم. وهذا يمكن أن يساعد النساء على الترابط معًا أثناء تبادل تجاربهن.

ما تتوقعينه خلال
الثلث الأول من الحمل

فيما يلي بعض الأشياء التي قد تختبريها:

الغثيان و/أو النفور من الطعام

ثديين مؤلمين ومنتفخين

حرقة في المعدة

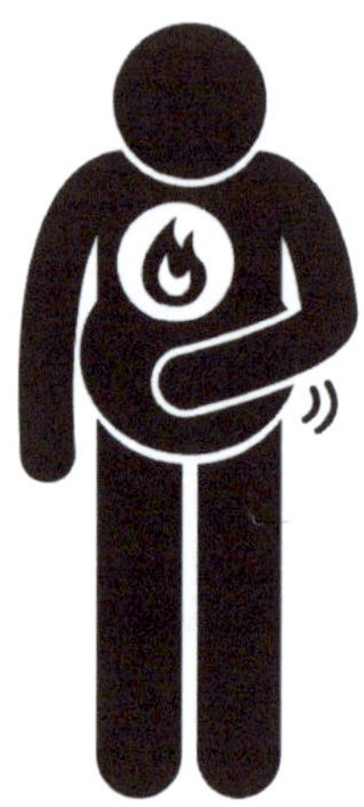

كثرة التبول

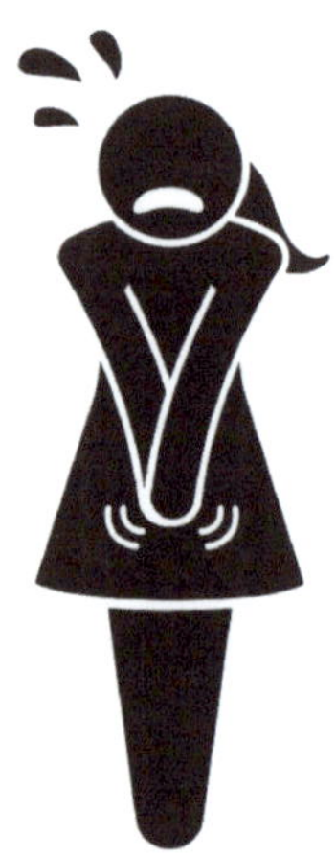

إمساك

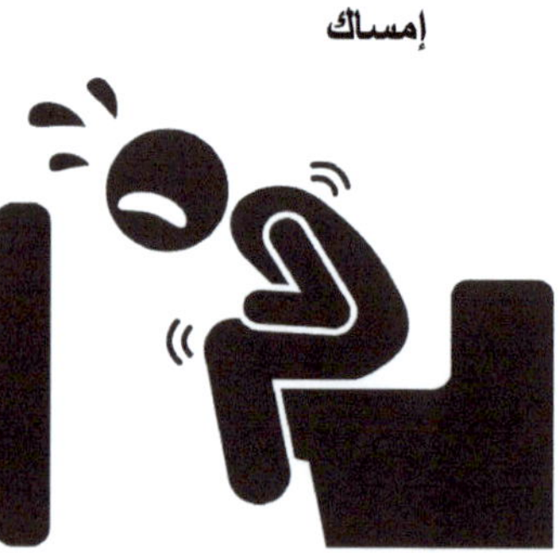

تعب

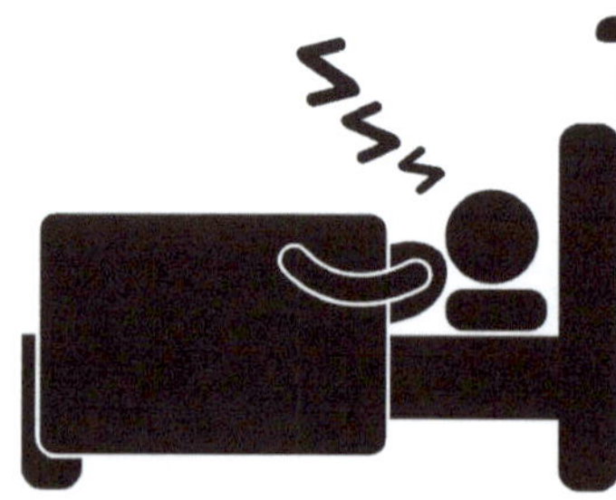

تقلب المزاج

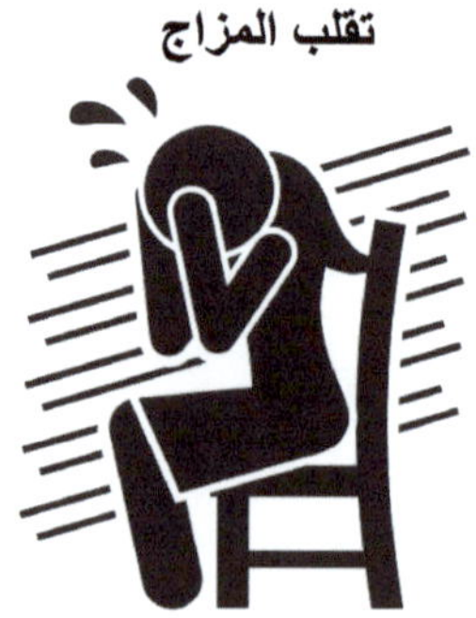

ما هو حجم طفلك؟

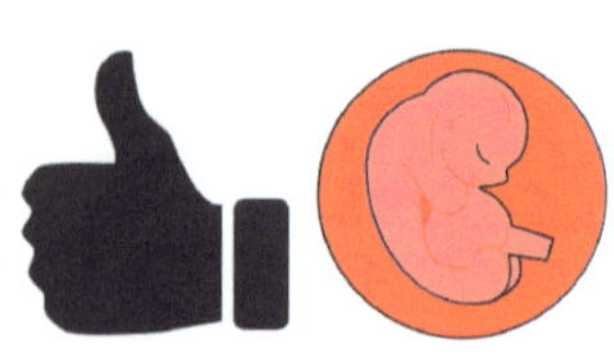

في نهاية الأشهر الثلاثة الأولى، يبلغ طول طفلك حوالي 2-3 بوصات، طول إصبعك أو إبهامك.

الوحدة 3: ما يمكن توقعه أثناء الحمل والولادة

الأسبوع 2: ما تتوقعينه خلال الثلث الثاني من الحمل

الكلمات:

<u>انقباضات براكستون هيكس</u> - انقباض الرحم بشكل متقطع أثناء الحمل. المخاض الكاذب

<u>الخط الأسود</u> - خط عمودي داكن يمتد أعلى البطن من العانة إلى السرة ويتشكل أثناء الحمل

<u>الكلف</u> - تغير لون الجلد إلى اللون البني أو الداكن، وهو شائع بشكل خاص عند النساء الحوامل، ويعتقد أنه ناتج عن تحفيز الخلايا الصباغية بواسطة هرمون الاستروجين والبروجستيرون.

مواد توضيحية:

- الملصق الخاص بهذا الدرس
- مخطط K-W-L (على اللوح الأبيض، اللوح العادي، أو على قطعة كبيرة من الورق)

الأهداف:

أفهم التغييرات التي سيمر بها جسدي خلال الأشهر الثلاثة الثانية من الحمل.
أستطيع أن أعتني بنفسي وبطفلي خلال الأشهر الثلاثة الثانية من الحمل.

معايير:

David Vanderpool, MD, FACS, FACPh
WHO recommendations on maternal and newborn care for a positive postnatal experience. Geneva: World Health Organization; 2022. License: CC BY-NC-SA 3.0 IGO.
WHO recommendations on maternal health: guidelines approved by the WHO Guidelines Review Committee. Geneva: World Health Organization; 2017 (WHO/MCA/17.10). License: CC BY-NC-SA 3.0 IGO.
World Health Organization. (n.d.). Maternal health. https://www.who.int/health-topics/maternal-health#tab=tab_1. License: CC BY-NC-SA 3.0 IGO.

أسئلة ضرورية:

- ما هي التغييرات التي قد يمر بها جسدي خلال الأشهر الثلاثة الثانية من الحمل؟
- كيف أعتني بنفسي خلال الثلث الثاني من الحمل؟ متى يجب أن أتصل بطبيبي بخصوص أي أعراض في الثلث الثاني من الحمل؟
- ما هو حجم طفلي في هذا الفصل من الحمل؟

الدرس:

<u>الافتتاحية:</u>

اقرأ رسالة يوحنا الثالثة ١: ٤ -- «ليس لي فرح أعظم من أن أسمع عن أولادي أنهم يسلكون في الحق».

ليس من السابق لأوانه أبدًا أن تبدأي القراءة لطفلك، والغناء لطفلك، والتحدث معه عن مدى حب يسوع لكما! طوال يومك، يمكنك ويجب عليك أن تبدأي بالتحدث مع طفلك والغناء له حتى يتعرف على صوتك.

<u>مواد جديدة:</u>

إليك بعض الأشياء التي قد تواجهينها خلال الثلث الثاني من الحمل. هذه هي

الأعراض التي تختبرها العديد من النساء، ولكن ليس كل النساء تختبرن كل هذه الأعراض أو يعانين منها جميعها في نفس الوقت.

تغيرات الجلد

التغيرات الهرمونية قد تسبب تغيرات في بشرتك. قد تظهر لديك علامات تمدد على معدتك وثدييك وساقيك. يمكن أن يؤدي التعرض لأشعة الشمس إلى تفاقم حالة تسمى الكلف حيث قد تظهر بقع بنية على وجهك. تأكدي من وضع واقي الشمس و/أو ابتعدي عن الشمس قدر الإمكان. تظهر لدى بعض النساء خط عمودي داكن على بطونهن يسمى الخط الأسود. من المحتمل أن يختفي الكلف والخط الأسود بعد ولادة طفلك، كما ستصبح علامات التمدد أقل وضوحًا.

سوف تنمو المعدة والثديين

سوف تنمو معدتك لاستيعاب طفلك المتنامي. سوف يبدأ وزنك بالتزايد، إن لم يكن قد بدأ بعد. قد تحتاجين إلى ارتداء ملابس أكبر.

حساسية اللثة

التغيرات الهرمونية يمكن أن تسبب حساسية اللثة والأسنان. قد تنزف لثتك بسهولة أكبر.

دوخة

مع زيادة تدفق الدم وزيادة تدفق الدم إلى طفلك، فإن هذه التغييرات الكبيرة في الدورة الدموية يمكن أن تسبب الدوخة. تأكد من شرب الكثير من الماء، والاستلقاء إذا استمرت الدوخة أو تفاقمت.

تشنجات الساق

تعتبر تشنجات الساق من الأعراض الشائعة أثناء الحمل بسبب الهرمونات وزيادة الوزن. يمكن استخدام المغنيسيوم والكالسيوم لتخفيف تشنجات الساق أثناء الحمل. تأكد من ان تشرب كمية وفيرة من الماء.

تقلصات خفيفة

تشعر بعض النساء أحيانًا بتقلصات خفيفة في المعدة، تسمى انقباضات براكستون هيكس. من المهم الاتصال بمزود الرعاية الصحية الخاص بك إذا أصبحت الانقباضات منتظمة وأكثر إيلاما لأن ذلك قد يكون علامة على الولادة المبكرة.

الإفرازات المهبلية

من الطبيعي زيادة كمية الإفرازات المهبلية البيضاء أو الشفافة في هذه المرحلة من الحمل. يمكن أن تكون الإفرازات الخضراء أو الصفراء علامة على وجود عدوى مهبلية. إذا كنت تعتقدين أنك مصابة بالعدوى، اتصلي بطبيبك على الفور.

حرقان أثناء التبول

إذا كنت تعانين من حرقان أثناء التبول، فتأكدي من الاتصال بمقدم الرعاية الصحية الخاص بك لمعرفة ما إذا كان لديك التهاب في المسالك البولية.

تقلب المزاج

مع تغير مستويات الهرمونات في جسمك، قد يجعلك ذلك تشعرين بمزيد من العاطفية. قد تواجهين أيضًا تغيرات سريعة في المزاج أو العاطفة. يعد هذا تغييرًا طبيعيًا، ولكن من المهم أن تتطلعي إلى الأصدقاء والأحباء للحصول على الدعم، خاصة إذا كنت تشعرين بالحزن أو القلق. إذا أصبحت التغيرات العاطفية لديك حادة أو شديدة، فتأكدي من استشارة مقدم الرعاية الصحية الخاص بك للحصول على المساعدة.

ما هو حجم طفلك؟

- في الشهر الرابع: يبلغ حجم طفلك تقريباً حجم البرتقالة أو الأفوكادو.
- في الشهر الخامس: يبلغ حجم طفلك تقريباً حجم ثمرة المانجو أو الموزة الكبيرة.
- في الشهر السادس: يبلغ حجم طفلك تقريباً حجم الباذنجان أو الجريب فروت.

<u>للتأكد من الفهم:</u>

امنح النساء وقتًا لطرح أي أسئلة قد تكون لديهن فيما يتعلق بالثلث الثاني من الحمل. امنحهن الفرصة لمشاركة أي تجارب سابقة أو حالية لديهن فيما يتعلق بالتغييرات التي تمر بها أجسادهن في الثلث الثاني من الحمل. في مخطط K-W-L، تحقق من أي شيء تعلمته النساء في درس اليوم. يمكنك أيضًا منحهن فرصة لمشاركة ما يتطلعون إليه أو يخشونه في الأشهر الثلاثة الثانية من الحمل. ثم اطلب من كل امرأة في الفصل مشاركة شيء واحد تعلمته في درس اليوم مع المجموعة. وهذا يعطي الفرصة للنساء لاسترجاع شيء ما من الدرس وحفظه في الذاكرة.

ما تتوقعينه خلال
الثلث الثاني من الحمل

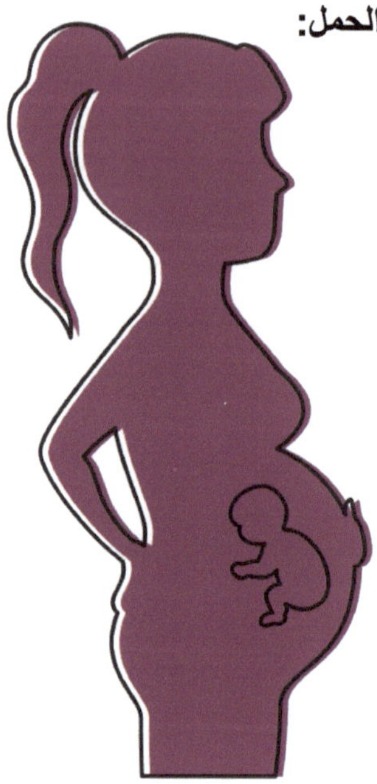

إليك بعض الأشياء التي قد تواجهينها خلال الثلث الثاني من الحمل:

- **تغيرات الجلد**
- **نمو المعدة والثديين**
- **حساسية اللثة**
- **دوخة**
- **تشنجات الساق**
- **تقلصات خفيفة**
- **الإفرازات المهبلية**
- **حرقان أثناء التبول**
- **تقلب المزاج**

ما هو حجم طفلك؟

في الشهر الرابع: يبلغ حجم طفلك تقريباً حجم البرتقالة أو الأفوكادو.

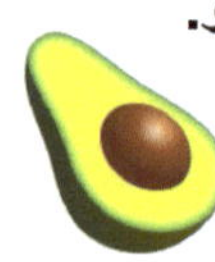

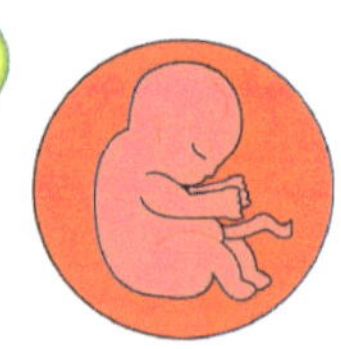

في الشهر الخامس: يبلغ حجم طفلك تقريباً حجم ثمرة المانجو أو الموزة الكبيرة.

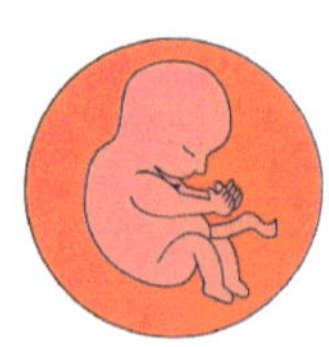

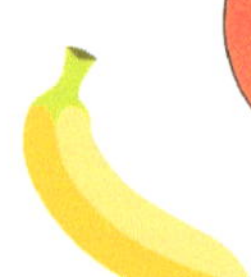

في الشهر السادس: يبلغ حجم طفلك تقريباً حجم الباذنجان أو الجريب فروت.

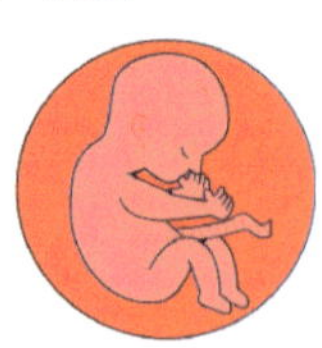

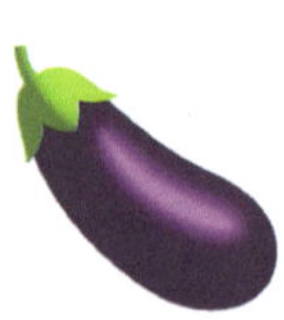

الوحدة 3: ما يمكن توقعه أثناء الحمل والولادة

الأسبوع 3: ما تتوقعينه خلال الثلث الثالث من الحمل

الكلمات:

البواسير - حالة طبية تصبح فيها الأوردة الموجودة في فتحة الشرج منتفخة ومؤلمة وتنزف في بعض الأحيان

الدوالي - هي حالة تتورم فيها الأنابيب التي تحمل الدم، وخاصة تلك الموجودة في الساقين، ويمكن رؤيتها على الجلد

مواد توضيحية:

- الملصق الخاص بهذا الدرس
- مخطط K-W-L (على اللوح الأبيض، اللوح العادي، أو على قطعة كبيرة من الورق)

الأهداف:

أفهم التغييرات التي سيمر بها جسدي خلال الأشهر الثلاثة الأخيرة من الحمل.
أستطيع أن أعتني بنفسي وبطفلي خلال الأشهر الثلاثة الأخيرة من الحمل.

معايير:

David Vanderpool, MD, FACS, FACPh
WHO recommendations on maternal and newborn care for a positive postnatal experience. Geneva: World Health Organization; 2022. License: CC BY-NC-SA 3.0 IGO.
WHO recommendations on maternal health: guidelines approved by the WHO Guidelines Review Committee. Geneva: World Health Organization; 2017 (WHO/MCA/17.10). License: CC BY-NC-SA 3.0 IGO.
World Health Organization. (n.d.). Maternal health. https://www.who.int/health-topics/maternal-health#tab=tab_1. License: CC BY-NC-SA 3.0 IGO.

أسئلة ضرورية:

- ما هي التغييرات التي قد يمر بها جسدي خلال الأشهر الثلاثة الأخيرة من الحمل؟
- كيف أعتني بنفسي خلال الثلث الثالث من الحمل؟ متى يجب أن أتصل بطبيبي بخصوص أي أعراض في الثلث الثالث من الحمل؟
- ما هو حجم طفلي في هذا الفصل من الحمل؟

الدرس:

<u>الافتتاحية:</u>

اقرأ يوحنا 16: 21 - «المرأة عندما تلد تحزن لأن ساعتها قد جاءت، ولكن متى ولدت الطفل لا تعود تذكر الشدة لسبب الفرح لأنه قد ولد إنسان في العالم.»
الولادة مؤلمة! لا توجد وسيلة لتفادي ذلك. سيأتي قريبًا، وجسمك يبذل كل ما في وسعه للاستعداد. ولحسن الحظ، عندما ينتهي الأمر، سيكون طفلك بين ذراعيك.

مواد جديدة:

إليك بعض الأشياء التي قد تواجهينها خلال الثلث الأخير من الحمل. هذه هي الأعراض التي ستختبرنها العديد من النساء، ولكن ليس كل النساء تختبرن كل هذه الأعراض أو تعانين منها جميعها في نفس الوقت.

آلام الجسم

مع نمو طفلك، يزداد الضغط على ظهرك، مفاصلك، العضلات التي تدعم بطنك وقاع حوضك. يمكن أن تساعدك التمارين الخفيفة مثل المشي، التمدد والحصول على قسط كافٍ من الراحة في التعامل مع هذه الأوجاع والآلام.

تقلصات

تشعر بعض النساء أحيانًا بتشنجات خفيفة وغير منتظمة في البطن، تسمى انقباضات براكستون-هيكس. من المهم الاتصال بمزود الرعاية الصحية الخاص بك إذا أصبحت الانقباضات منتظمة وأكثر إيلاما لأن ذلك قد يكون علامة على الولادة المبكرة.

كثرة التبول

يضع الطفل المتنامي المزيد من الضغط على المثانة. قد تتبول كثيرًا أو حتى عن غير قصد. من المفترض أن يتحسن هذا الأمر بعد ولادة طفلك، لكن تقوية قاع حوضك بالتمارين الرياضية يمكن أن يساعد. قومي بقبض عضلات قاع الحوض من خلال التظاهر بأنك تحاول تجنب إخراج الغازات لمدة 3-5 ثوانٍ في المرة الواحدة مع راحة لمدة 3-5 ثوانٍ. حاولي ألا تشغلي عضلات البطن أو الساقين أو الأرداف أثناء القيام بذلك، مع تركيز كل جهدك على قاع الحوض. كرري هذا التمرين طوال يومك.

حرقة في المعدة

تعتبر حرقة المعدة، أو الارتجاع الحمضي، من الأعراض الشائعة طوال فترة الحمل. للمساعدة في علاج حرقة المعدة، يمكنك تجنب بعض الأطعمة التي تسبب الأعراض، مثل الأطعمة الغنية بالتوابل، الأطعمة الدهنية، الكافيين، البصل، الثوم، الطماطم، وما إلى ذلك. ويمكن أن يساعد أيضًا على البقاء منتصبة بعد تناول الوجبات حتى تساعد الجاذبية جهازك الهضمي على حفظ جميع الأحماض إلى أسفل.

البواسير والدوالي

خلال فترة الحمل، يكون حجم الدم أعلى. وهذا، إلى جانب زيادة الوزن المصاحبة للحمل، يضع ضغطًا أكبر على صمامات الأوردة في منطقة الساقين والأرداف. الأوردة المتضخمة في المستقيم، والتي تسمى البواسير، يمكن أن تسبب الحكة والنزيف والألم. إن تناول نظام غذائي غني بالألياف وشرب الكثير من الماء يمكن أن يساعد في علاج البواسير. تسمى الأوردة المنتفخة في ساقيك بالدوالي، ويمكن أن تختفي بعد ولادة طفلك. إذا كان أي منهما مؤلمًا، فاتصلي بمقدم الرعاية الصحية الخاص بك للحصول على المشورة.

ضيق في التنفس

مع نمو طفلك، سيبدأ في النمو بطرق قد تضغط على رئتيك وحجابك الحاجز، مما يجعل من الصعب عليك أن تأخذي نفسًا عميقًا. تمارين التنفس يمكن أن تكون مفيدة في هذا.

تقلب المزاج

مع تغير مستويات الهرمونات في جسمك، قد يجعلك ذلك تشعرين بمزيد من العاطفية. قد تواجهين أيضًا تغيرات سريعة في المزاج أو العاطفة. يعد هذا تغييرًا طبيعيًا، ولكن من المهم أن تتطلعي إلى الأصدقاء والأحباء للحصول على الدعم، خاصة إذا كنت تشعرين بالحزن أو القلق. إذا أصبحت التغيرات العاطفية لديك حادة أو شديدة، فتأكدي من استشارة مقدم الرعاية الصحية الخاص بك للحصول على المساعدة.

ما هو حجم طفلك؟

- في الشهر السابع: يبلغ حجم طفلك تقريباً حجم رأس الخس أو جوز الهند.
- في الشهر الثامن: يبلغ حجم طفلك تقريباً حجم الشمام أو القرع السباغيتي.
- في الشهر التاسع: يبلغ حجم طفلك تقريباً حجم البطيخة أو اليقطين.

<u>للتأكد من الفهم:</u>

امنح النساء وقتًا لطرح أي أسئلة قد تكون لديهن فيما يتعلق بالثلث الأخير من الحمل. امنحهن الفرصة لمشاركة أي تجارب سابقة أو حالية لديهن فيما يتعلق بالتغييرات التي تمر بها أجسادهن في الثلث الثالث من الحمل. في مخطط K-W-L، تحقق من أي شيء تعلمته النساء في درس اليوم. سيؤدي هذا إلى إنهاء مخطط K-W-L هذا. (سنكمل درسًا آخر في الدرس التالي لتغطية عملية الولادة.) يمكنك منحهن فرصة للمشاركة حول ما يتطلعن إليه أو يخشينه في الثلث الثالث من الحمل. ثم اطلب من كل امرأة في الفصل مشاركة شيء واحد تعلمته في درس اليوم مع شريكها (ثم مع المجموعة إذا كان ذلك ممكنًا). وهذا يعطي الفرصة للنساء لاسترجاع شيء ما من الدرس وحفظه في الذاكرة.

ما تتوقعينه خلال
الثلث الثالث من الحمل

إليك بعض الأشياء التي قد تواجهينها:

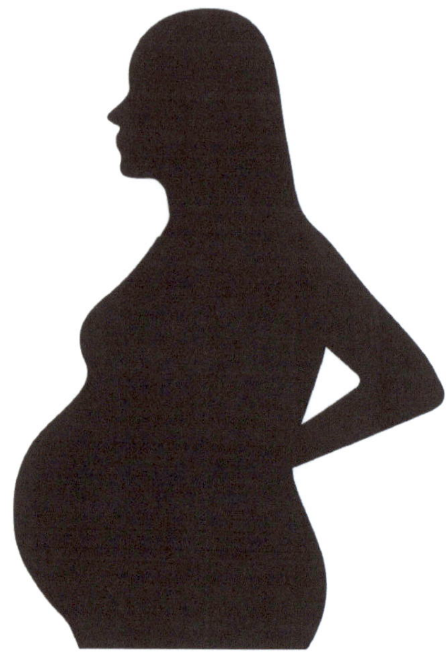

- **آلام الجسم**
- **تقلصات**
- **كثرة التبول**
- **حرقة في المعدة**
- **البواسير**
- **الدوالي**
- **ضيق في التنفس**
- **تقلب المزاج**

ما هو حجم طفلك؟

في الشهر السابع: يبلغ حجم طفلك تقريباً حجم رأس الخس أو جوز الهند.

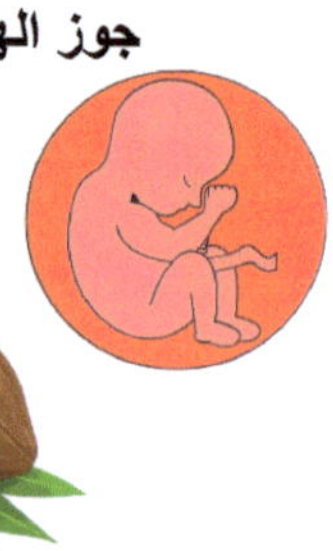

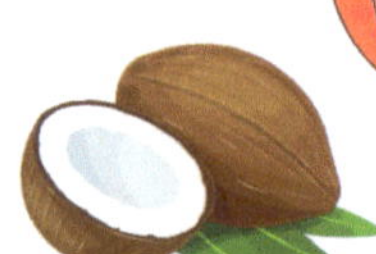

في الشهر الثامن: يبلغ حجم طفلك تقريباً حجم الشمام أو القرع السباغيتي.

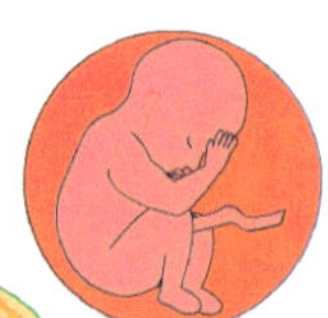

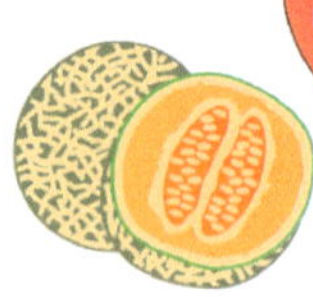

في الشهر التاسع: يبلغ حجم طفلك تقريباً حجم البطيخة أو اليقطين.

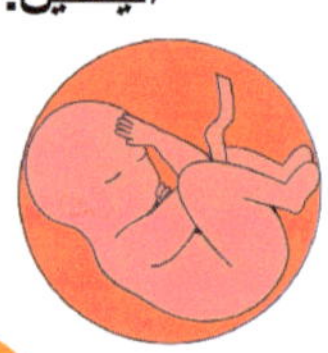

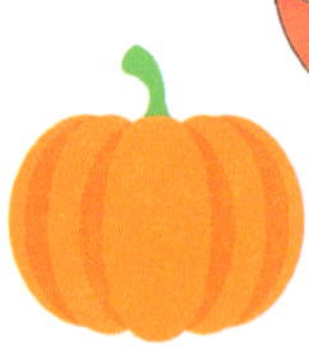

الوحدة 3: ما يمكن توقعه أثناء الحمل والولادة

الأسبوع 4: ما تتوقعينه خلال المخاض والولادة

الأهداف:
أعرف ما يمكن توقعه خلال المراحل الثلاث لعملية المخاض والولادة. أشعر أنني مستعدة لولادة طفلي.

معايير:
David Vanderpool, MD, FACS, FACPh

أسئلة ضرورية:
ما هي التغييرات التي سيمر بها جسدي أثناء المخاض والولادة؟
كيف أعتني بجسدي أثناء المخاض والولادة؟

الدرس:
الافتتاحية:

اقرأ إشعياء 65: 23 - «لا يتعبون باطلا ولا يلدون أولادا للبلية، بل يكونون ذرية مباركي الرب ونسلهم معهم».
يريد الرب أن يباركك بمحبته لك، والتي نراها من خلال ذبيحة يسوع المسيح وقيامته. من المهم جدًا أن تتذكري أنه معك في كل خطوة على طريق المخاض والولادة. ماذا تعرفين بالفعل عن المخاض والولادة؟ (املأ القسم K من مخطط K-W-L. هذا هو الوقت المناسب لإدراك أي مفاهيم خاطئة يمكن تصحيحها أثناء تقديم مواد جديدة.) ماذا تريدين أن تعرفي عن عملية المخاض والولادة؟ (املأ قسم W في مخطط K-W-L.)

مواد جديدة:

نحن نقسم المخاض إلى ثلاث مراحل.
- المرحلة الأولى هي جزء من المخاض الذي ستمرين به حتى ولادة طفلك، ولكن لا تشمل ذلك.
- المرحلة الثانية هي جزء المخاض الذي يتضمن ولادة طفلك.
- المرحلة الثالثة هي جزء المخاض الذي يتضمن ولادة المشيمة أو ما بعد الولادة.

المرحلة 1: المرحلة الأولى من المخاض
المخاض المبكر
ستعرفين أنك في المرحلة الأولى من المخاض عندما تبدأين بالشعور بألم متقطع في المعدة (تقلصات). خلال هذا الوقت، سيبدأ عنق الرحم (الجزء السفلي من الرحم) في التمدد. قد تلاحظين أن طفلك يسقط في أسفل حوضك

الكلمات:
عنق الرحم - الجزء السفلي الضيق من الرحم الذي يؤدي إلى المهبل
تمدد - (لجعل جزء من الجسم) يصبح أوسع أو أكثر انفتاحًا
الحبل السري - هيكل طويل يشبه الأنبوب يربط الطفل الذي لم يولد بعد بمشيمة أمه
السدادة المخاطية - مجموعة من المخاط تتشكل في قناة عنق الرحم في بداية الحمل. يمنع البكتيريا أو العدوى من دخول الرحم والوصول إلى طفلك. بينما يستعد عنق الرحم للمخاض، ستفقدين السدادة المخاطية. وهذا عرض طبيعي وشائع في أواخر الحمل.
المشيمة - العضو المؤقت الذي يغذي الجنين (الطفل النامي) داخل رحم أمه

مواد توضيحية:
- الملصق الخاص بهذا الدرس
- مخطط K-W-L (على اللوح الأبيض، اللوح العادي، أو على قطعة كبيرة من الورق)
- اختصاصي توليد للإجابة على الأسئلة (إن أمكن)

ويدخل قناة الولادة.
المخاض المبكر هو جزء من الولادة عندما يتوسع عنق الرحم ويتحرك طفلك إلى الحوض. خلال هذا الوقت، قد تشعرين بانقباضات خفيفة تأتي وتذهب. قد تواجهين إفرازات دموية من المهبل عندما ينفتح عنق الرحم وتخرج السدادة المخاطية من عنق الرحم.
يستمر المخاض المبكر لفترة زمنية متغيرة. بالنسبة للأمهات لأول مرة، قد يستمر لعدة ساعات. عادة، تعاني الأمهات اللاتي أنجبن عدة أطفال من فترة ولادة أقصر. عندما تكون الانقباضات خفيفة، يمكنك مواصلة أنشطتك الطبيعية. عندما تصبح الانقباضات مؤلمة ومنتظمة، فقد يكون الوقت قد حان للراحة.

طرق تخفيف آلام المخاض:
- قومي بالمشي
- خذي حمامًا دافئاً
- الاستماع إلى الموسيقى الهادئة
- جربي تقنيات التنفس أو الاسترخاء التي يتم تدريسها في فصل الولادة
- إذا كنتِ تعانين من نزيف، أو انقباضات مؤلمة منتظمة، أو انقطاع الماء، فقد حان الوقت للذهاب إلى المستشفى.

المخاض النشط
بعد المخاض المبكر، ستتقدمين إلى المخاض النشط. في هذا الوقت، سوف يتوسع عنق الرحم حتى يتمكن طفلك من الولادة. عادةً ما تكون الانقباضات أكثر إيلامًا، وأكثر قربًا من بعضها البعض، ومنتظمة. قد تواجه تشنجات في الساق، ولغثيان، وآلام الظهر. قد ينفجر ماءك خلال هذه المرحلة من المخاض. هذا هو الوقت الذي تحتاجينه للذهاب إلى المستشفى الخاص بك.
قد يزداد الألم سوءًا تدريجيًا. أخبري طبيبك عن مقدار الألم الذي تعانين منه. هذا يسمح للطاقم الطبي بتوفير دواء الألم لك حسب حاجتك إليه. تستمر هذه المرحلة من المخاض النشط عادة حوالي 8 ساعات - أطول إذا كان هذا هو طفلك الأول وأقصر إذا كان لديك عدة أطفال.

هناك العديد من الطرق التي يمكنك من خلالها الشعور براحة أكبر أثناء عملية الولادة. جربي هذه الاقتراحات:
- التحرك
- خذي حمامًا دافئاً
- قومي بالمشي
- قومي بتدليك لطيف بين الانقباضات

مع تقدم المخاض، ستصبح الانقباضات أقرب لبعضها ويمكن أن تستمر من 60 إلى 90 ثانية. قد تواجهين ضغطًا في أسفل الظهر. أخبري مقدم الرعاية الصحية الخاص بك إذا كنت تشعرين بالحاجة إلى الدفع.
إذا لم تكن توسعتك كاملة، ولكنك تشعرين بالحاجة إلى الدفع، فقد يطلب منك مقدم الرعاية الصحية عدم القيام بذلك. قد يؤدي الدفع مبكرًا إلى شعورك بالتعب وتورم عنق الرحم، مما قد يؤخر الولادة. هذا هو الوقت المناسب لاستخدام تمارين التنفس للمساعدة في الانقباضات.

المرحلة 2: ولادة طفلك

المرحلة الثانية من الولادة هي عندما يولد طفلك.
يمكن أن تستغرق ولادة طفلك من بضع دقائق إلى بضع ساعات. قد يستغرق الأمر وقتًا أطول بالنسبة للأمهات والنساء اللاتي خضعن للتخدير لأول مرة.
الآن بعد أن أصبح عنق الرحم مفتوحًا، يمكنك الدفع مع الانقباضات أو في أي وقت تريدينه. عندما تدفعين، تسترخي، وتأخذي نفسًا عميقًا، وتتخيلي أن طفلك يخرج إلى العالم.
هناك عدد من الأوضاع التي يمكنك تجربتها لتخفيف الألم. تفضل بعض الأمهات الاستلقاء في السرير مع دعم أقدامهن بينما تفضل أخريات الجلوس في وضع القرفصاء أو الدفع على أيديهن وركبهن. يمكنك تجربة هذه لمعرفة أي منها تفضلينه. عندما تتم ولادة طفلك، ستقوم الممرضات بشفط فمه. سيقوم طبيبك بعد ذلك بربط الحبل السري وقصه.

المرحلة 3: خروج المشيمة

بعد ولادة طفلك، سيتم تنظيف طفلك، ولفه في بطانية للتدفئة، وإعطاؤه لك لتحتضنيه. بعد ذلك، سيقومون بوزن طفلك وقياسه وفحصه من قبل الطبيب. خلال هذا الوقت، سوف تقومين بولادة المشيمة. عادة ما يستغرق الأمر حوالي 30 دقيقة لولادة المشيمة.
قد تستمرين في الشعور بانقباضات خفيفة. ستكون قريبة من بعضها البعض وأقل إيلامًا. سيُطلب منك الدفع مرة أخرى لإخراج المشيمة. قد يتم إعطاؤك دواءً قبل أو بعد خروج المشيمة لتشجيع انقباضات الرحم وتقليل النزيف.
قد تستمرين في الشعور بالانقباضات بعد ولادة المشيمة. وهذا أمر طبيعي حيث يعود الرحم إلى حجمه الذي كان عليه قبل الحمل.
من الممكن أن تحتاجي إلى غرز. في هذه الحالة، سيقوم طبيبك بتخدير المنطقة بمخدر وخياطتك.

<u>للتأكد من الفهم:</u>

توفير الوقت الكافي لطرح أسئلة الأمهات حول عملية الولادة. في هذا الوقت قد يكون من المفيد حضور أخصائي طبي متخصص في الولادة لتوجيه المحادثة، إن أمكن. ثم قم بملء القسم L من مخطط K-W-L لإظهار ما تعلمه الجميع في هذا الدرس.

ما تتوقعينه خلال المخاض والولادة

مراحل المخاض والولادة الثلاث:

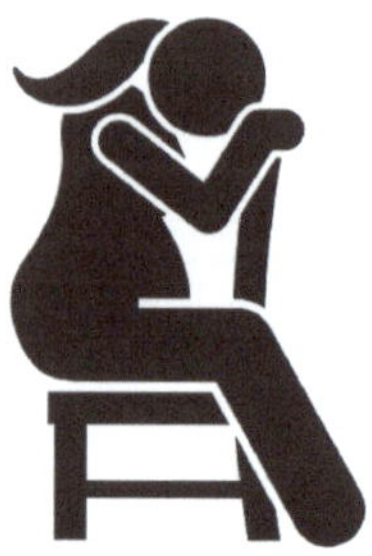

المرحلة 1: المخاض المبكر والمخاض النشط

المخاض المبكر

- عنق الرحم يتسع
- آلام المخاض تبدأ
- يمكن أن تستمر لعدة ساعات

المخاض النشط

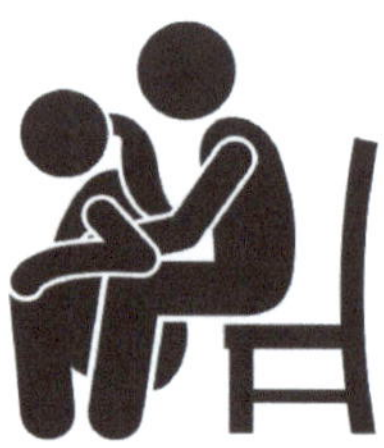

- عنق الرحم يتسع أكثر
- آلام المخاض تبدأ بالانتظام وتصبح أكثر شدة، وأقرب من ناحية توقيتها
- يمكن أن تختبري:
  - ◊ تشنجات بالأقدام
  - ◊ الغثيان
  - ◊ انفجار المياه
  - ◊ آلام متزايدة في الظهر
- عادةً تستمر 8 ساعات
- لا تبدئي في الدفع قبل ان يخبرك مقدم الرعاية ان لديك التوسع الكافي للقيام بذلك

المرحلة 2: ولادة طفلك

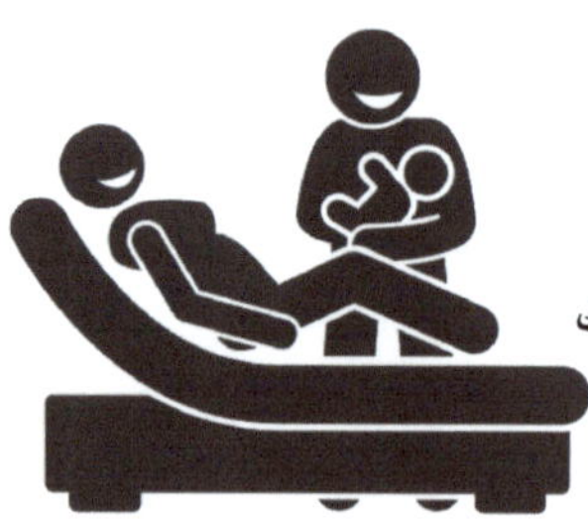

- عنق الرحم مفتوحً
- الدفع مع الانقباضات أو في أي وقت تريدينه.
- هناك عدد من الأوضاع التي يمكنك تجربتها لتخفيف الألم.
- عندما تتم ولادة طفلك، ستقوم الممرضات بشفط فمه. سيقوم طبيبك بعد ذلك بربط الحبل السري وقصه.

المرحلة 3: خروج المشيمة

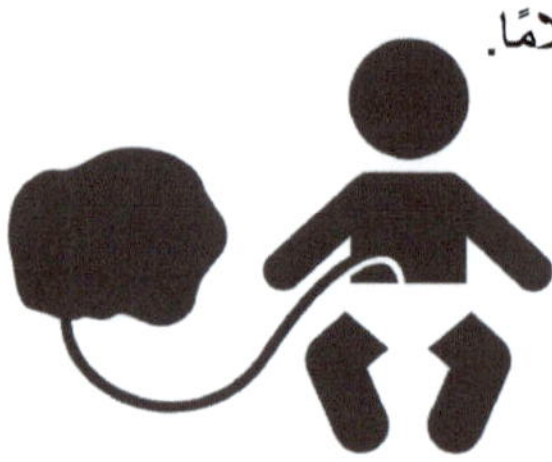

- الشعور بانقباضات خفيفة. ستكون قريبة من بعضها البعض وأقل إيلامًا.
- الشعور بالانقباضات بعد ولادة المشيمة. وهذا أمر طبيعي حيث يعود الرحم إلى حجمه الذي كان عليه قبل الحمل.
- من الممكن أن تحتاجي إلى غرز. في هذه الحالة، سيقوم طبيبك بتخدير المنطقة بمخدر وخياطتك.

وحدة 3، الأسبوع 4 من أمهات أصحاء، أطفال أصحاء، مجتمعات صحية

الوحدة 3: ما يمكن توقعه أثناء الحمل والولادة

الأسبوع 5: وضع كل شيء معاً

الكلمات:
لا توجد

مواد توضيحية:
- الملصقات الخاصة بهذه الوحدة

الأهداف:
أعرف ما يمكن توقعه خلال الأثلاث الثلاثة من الحمل والولادة.

معايير:
David Vanderpool, MD, FACS, FACPh
WHO recommendations on maternal and newborn care for a positive postnatal experience. Geneva: World Health Organization; 2022. License: CC BY-NC-SA 3.0 IGO.
WHO recommendations on maternal health: guidelines approved by the WHO Guidelines Review Committee. Geneva: World Health Organization; 2017 (WHO/MCA/17.10). License: CC BY-NC-SA 3.0 IGO.
World Health Organization. (n.d.). Maternal health. https://www.who.int/health-topics/maternal-health#tab=tab_1. License: CC BY-NC-SA 3.0 IGO.

أسئلة ضرورية:
- ماذا تعلمت عن كل ثلاثة أشهر من الحمل؟
- ماذا تعلمت عن عملية ولادة الطفل؟
- ما هي الدروس المتعلقة بالحمل والولادة التي تعتقدين أنك ستستفيدين منها في حياتك؟

الدرس:
مراجعة:
- اطلب من الطلاب تسمية الأعراض التي قد يواجهونها خلال الأشهر الثلاثة الأولى. (ألم في الثدي، غثيان ونفور من الطعام، حرقة في المعدة، إمساك، كثرة التبول، تعب، تقلب مزاجي)
- اطلب من الطلاب تسمية الأعراض التي قد يواجهونها خلال الثلث الثاني. (تغيرات الجلد، نمو المعدة والثدي، حساسية اللثة، الدوخة، تشنجات الساق، تقلصات خفيفة، إفرازات مهبلية، حرقان أثناء التبول، تقلب المزاج)
- اطلب من الطلاب تسمية الأعراض التي قد يواجهونها خلال الثلث الثالث. (آلام في الجسم، تقلصات، كثرة التبول، حرقة المعدة، البواسير، الدوالي، ضيق التنفس، تقلب المزاج)
- اطلب من الطلاب تسمية المراحل الثلاث للمخاض والولادة ومراجعة ما يحدث خلال كل مرحلة. (المخاض المبكر والنشط، ولادة طفلك، ولادة المشيمة. استخدمي ملصق الدرس 4 كدليل.)

تطبيق:

اطرح على النساء هذه الأسئلة: ما الذي تعلمته عن كل ثلاثة أشهر من الحمل؟ ماذا تعلمت عن عملية ولادة الطفل؟ ماذا من الدروس المتعلقة بالحمل والولادة التي تعتقدين أنك ستستفيدين منها في حياتك؟

تذكرة الخروج:

اسأل النساء هذه الأسئلة: كيف أعد الله جسدك لإنجاب طفل؟ كيف هيّأ عقلك وقلبك لاستقبال طفل؟

نموذج اختبار للمتعلِّمين:

ضع دائرة حول الإجابة الصحيحة:

1. عادة ما تكون المرحلة الأولى/الثانية/الثالثة من الولادة هي المرحلة الأطول. [أولاً]
2. يتعين على بعض النساء في الثلث الثالث من الحمل تجنب الأطعمة الحارة أو المقلية، القهوة، الشاي والشوكولاتة لأنها تسبب لهن الإسهال/حرقة المعدة. [حرقة في المعدة]
3. من المهم شرب كمية كافية من الماء/الكحول للحفاظ على رطوبة الجسم أثناء الحمل. [الماء - الكحول خطير جدًا عليك وعلى طفلك أثناء الحمل ويجب تجنبه.]
4. من المهم تناول الأطعمة التي تحتوي على نسبة عالية من السكر / الألياف لمنع الإمساك أثناء الحمل. [الألياف]
5. بعد ولادة طفلك، ستظلين بحاجة إلى إخراج المشيمة/الرحم، الأمر الذي سيستغرق حوالي 30 دقيقة. [المشيمة]

املاء الفراغ. يمكن توفير بنك الإجابات، إذا لزم الأمر.

1. __________ هو آخر شيء أقوم بتسليمه في عملية التسليم. [المشيمة]
2. _______ من الأعراض الشائعة في الأشهر الثلاثة الأولى من الحمل. [ألم في الثدي، غثيان ونفور من الطعام، حرقة في المعدة، إمساك، كثرة التبول، تعب، تقلب المزاج]
3. __________ من الأعراض الشائعة في جميع مراحل الحمل. [تقلبات مزاجية/مشاعر قوية]
4. عادة ما يستغرق الأمر _______ (طول الفترة الزمنية) لتسليم المشيمة. [30 دقيقة]
5. مع تقدم المخاض، تصبح _______ أقوى وأقرب من بعضها البعض حتى تصبحي مستعدة للدفع. [التقلصات]

الوحدة 4
العناية بالطفل/ة حديثي الولادة

الوحدة 4: العناية بالطفل/ة حديثي الولادة

الأسبوع 1: تلامس الجلد بالجلد

الكلمات:

الجلد للجلد - مع تلامس أجساد الأشخاص أو أجزاء من أجسادهم بشكل مباشر، دون ارتداء ملابس بينهم

مواد توضيحية:

- الملصق الخاص بهذا الدرس
- دمية، أو طفل للتوضيح

الأهداف:

أعرف كيفية التواصل المباشر مع طفلي بعد الولادة. أعرف فوائد ملامسة الجلد للجلد لي ولطفلي.

معايير:

Unicef UK. (2022, February 13). Skin-to-skin contact. Baby Friendly Initiative. Retrieved April 29, 2022, from https://www.unicef.org.uk/babyfriendly/baby-friendly-resources/implementing-standards-resources/skin-to-skin-contact/.
WHO recommendations on maternal and newborn care for a positive postnatal experience. Geneva: World Health Organization; 2022. License: CC BY-NC-SA 3.0 IGO.

أسئلة ضرورية:

- ما هو تلامس الجلد للجلد؟
- ما هي فوائد ملامسة الجلد للجلد؟
- كيف يتم تلامس الجلد للجلد؟

الدرس:

الافتتاحية:

اقرأ متى 8: 3 - «فمد يسوع يده ولمسه قائلا: «أريد، فاطهر.» وللوقت طهر برصه.» ثم اقرأ متى 20: 34 - « فتحنن يسوع ولمس اعينهما فللوقت ابصرت اعينهما فتبعاه.»

من الواضح أن قوة اللمس مهمة بالنسبة ليسوع، لذلك يجب أن تكون مهمة أيضًا للآباء الجدد. كثير من الناس أتوا بأطفال إلى يسوع لكي يلمسهم. حتى الأطفال حديثي الولادة يعرفون قوة اللمس، خاصة بعد الولادة مباشرة. ولهذا السبب فإن ممارسة تواصل الجلد بالجلد أمر مهم لكل من الأمهات الجدد والأطفال حديثي الولادة. حتى الآباء يمكنهم المشاركة أيضًا!

مواد جديدة:

تشير ملامسة الجلد للجلد إلى الممارسة التي يتم فيها وضع الطفل على صدر الأم بعد الولادة. يتم بعد ذلك تغطية الأم والطفل ببطانية دافئة والسماح لهم بالراحة معًا لمدة ساعة أو نحو ذلك بعد الرضاعة الأولى للطفل. يساعد

ملامسة الجلد للجلد على راحة الطفل ويساعد على تحفيز تدفق حليب الأم. يتم استخدام الاتصال الجسدي بالجلد في وحدات حديثي الولادة للمساعدة في تنظيم درجة حرارة الطفل ومعدل ضربات القلب. فهو يساعد الآباء على الارتباط بطفلهم ويدعم نتائج بدنية وتنموية أفضل.

ملامسة الجلد للجلد:

- يريح كلا من الأم والطفل
- ينظم معدل ضربات قلب الطفل وتنفسه، مما يساعده على التكيف بشكل أفضل مع الحياة خارج الرحم
- يحفز عملية الهضم والتغذية
- ينظم درجة الحرارة
- يشجع على إطلاق الهرمونات لبدء الرضاعة الطبيعية

<u>للتأكد من الفهم:</u>

اشرح كيفية التواصل المباشر للجلد بالجلد مع طفل حديث الولادة، باستخدام دمية، أو حتى طفل رضيع. اطلب منهم أن يتذكروا فوائد ملامسة الجلد للجلد (استرخاء الأم والطفل، وتنظيم معدل ضربات قلب الطفل وتنفسه، وتحفيز الهضم والتغذية، وتنظيم درجة الحرارة، وتشجيع إطلاق الهرمونات لبدء الرضاعة الطبيعية). اسأل النساء عما إذا كن سيستخدمن التواصل المباشر للجلد بالجلد، ولماذا أو لماذا لا.

تلامس الجلد بالجلد

تشير ملامسة الجلد للجلد إلى الممارسة التي يتم فيها وضع الطفل على صدر الأم بعد الولادة. يتم بعد ذلك تغطية الأم والطفل ببطانية دافئة والسماح لهم بالراحة معًا لمدة ساعة أو نحو ذلك بعد الرضاعة الأولى للطفل. يساعد ملامسة الجلد للجلد على راحة الطفل ويساعد على تحفيز تدفق حليب الأم. يتم استخدام الاتصال الجسدي بالجلد في وحدات حديثي الولادة للمساعدة في تنظيم درجة حرارة الطفل ومعدل ضربات القلب. فهو يساعد الآباء على الارتباط بطفلهم ويدعم نتائج بدنية وتنموية أفضل.

ملامسة الجلد للجلد:

- يريح كلا من الأم والطفل
- ينظم معدل ضربات قلب الطفل وتنفسه، مما يساعده على التكيف بشكل أفضل مع الحياة خارج الرحم
- يحفز عملية الهضم والتغذية
- ينظم درجة الحرارة
- يشجع على إطلاق الهرمونات لبدء الرضاعة الطبيعية

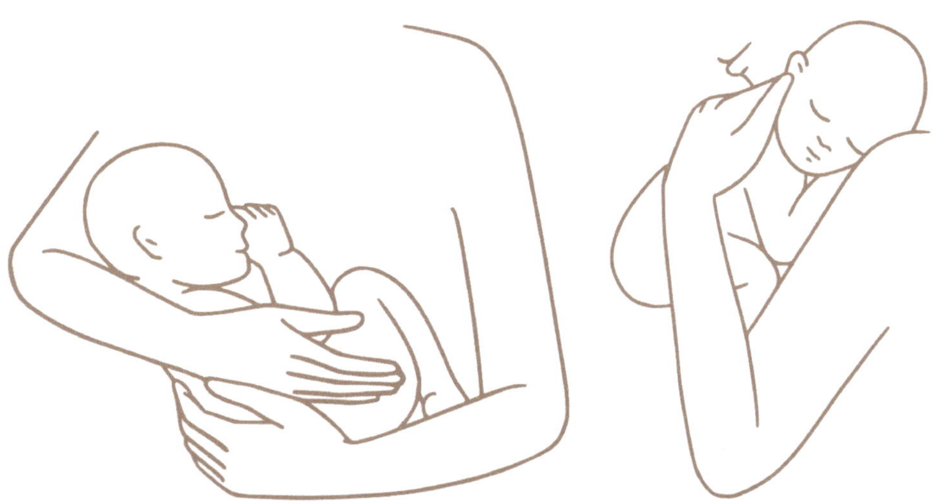

وحدة 4، الأسبوع 1 من أمهات أصحاء، أطفال أصحاء، مجتمعات صحية

الوحدة 4: العناية بالطفل/ة حديثي الولادة

الأسبوع 2: متى تأخذين طفلك للطبيب

الكلمات:

الجفاف – انخفاض مستوى الماء في الجسم عن المستوى الطبيعي

مواد توضيحية:

- الملصق الخاص بهذا الدرس

الأهداف:

أعرف متى يجب أن آخذ طفلي حديث الولادة إلى الطبيب. أعرف الأعراض الخطيرة التي تتطلب عناية طبية.

معايير:

World Health Organization, United Nations Population Fund, World Bank & United Nations Children's Fund (UNICEF). (2015). Pregnancy, childbirth, postpartum and newborn care: a guide for essential practice, 3rd ed.. World Health Organization. https://apps.who.int/iris/handle/10665/249580. License: CC BY-NC-SA 3.0 IGO.

أسئلة ضرورية:

- ما هي الأعراض الخطيرة بما يكفي للاتصال بالطبيب؟
- متى يجب أن آخذ طفلي إلى الطبيب عندما يعاني من الحمى؟

الدرس:

الافتتاحية:

اقرأ أمثال 22: 6، «رب الولد في طريقه فمتى شاخ ايضا لا يحيد عنه.»
عندما يكون لديك مولود جديد، فإن كل شهقة أو سعال أو بكاء صغير يمكن أن يجعلك ترغب في الاتصال بمقدم الرعاية الطبية. إن مهمتك هي رعاية وحماية الحياة الجديدة التي جلبتها إلى العالم. ولكن حتى ونحن نحاول الاعتناء بهم بأفضل ما في وسعنا، فإن معظم الأمراض البسيطة شائعة ولا تتطلب زيارة الطبيب.

مواد جديدة:

ومع ذلك، هناك بعض الأعراض التي تستدعي زيارة مقدم الرعاية الصحية الخاص بك. وفيما يلي قائمة ببعض منها.

متابعة الزيارات:

إذا ولد طفل في المنزل، فيجب نقله إلى المنشأة الصحية فور ولادته.

إذا تم ولادة الطفل في منشأة، وكانت المشكلات هي:

- صعوبة التغذية: العودة خلال يومين
- الحبل السري الأحمر: العودة خلال يومين
- عدوى الجلد: العودة خلال يومين
- مرض القلاع: العودة خلال يومين
- إصابة الأم باحتقان الثدي: العودة خلال يومين
- إصابة الأم بالتهاب الضرع: العودة خلال يومين
- انخفاض الوزن عند الولادة وهو الأسبوع الأول من الحياة: العودة خلال 7 أيام و14 يوماً
- انخفاض الوزن عند الولادة وعدم زيادة وزن الطفل بالشكل الكافي: العودة خلال 7 أيام
- طفل يتيم: العودة خلال 7 أيام
- الأم مصابة بفيروس نقص المناعة البشرية (HIV): العودة خلال 7 أيام

عودي أو اذهبي إلى المركز الصحي أو المستشفى على الفور إذا كان طفلك يعاني من:

- صعوبة في التنفس
- التشنجات
- الحمى أو الشعور بالبرد
- النزيف
- الإسهال
- انخفاض الوزن عند الولادة/صغر الحجم جدًا (ولد للتو)
- مشاكل في التغذية مثل عدم الرضاعة على الإطلاق أو الرضاعة أقل من 5 مرات خلال 24 ساعة
- صعوبة في التغذية/الرضاعة الطبيعية بشكل سيء
- انخفاض النشاط
- المرض من أي نوع
- التنفس السريع
- اصفرار الجلد/اصفرار الراحتين والأخمصين
- صديد من العيون
- بثور جلدية
- الحبل السري ذو اللون الأحمر أو الذي يفرز القيح

<u>للتأكد من الفهم:</u>

حاول التأكد من أن النساء يفهمن أن المرفق الصحي الخاص بك هو مكان جيد لإحضار مولودهن الجديد عندما يشعرن بالقلق بشأن أي شيء، وخاصة الأعراض المذكورة لأنها قد تكون علامات على مشاكل أكثر خطورة.

متى تأخذين طفلك للطبيب

الأمراض البسيطة شائعة ولا حاجة لزيارة الطبيب. لكن هناك بعض الحالات التي يجب الذهاب فيها لمقدِّم الرعاية. هذه قائمة ببعض منها.

زيارات متابعة:

إذا ولد طفل في المنزل، فيجب نقله إلى المشفى حالاً فور ولادته.
إذا تمت ولادة الطفل في المشفى، وكانت المشكلات كالتالي:

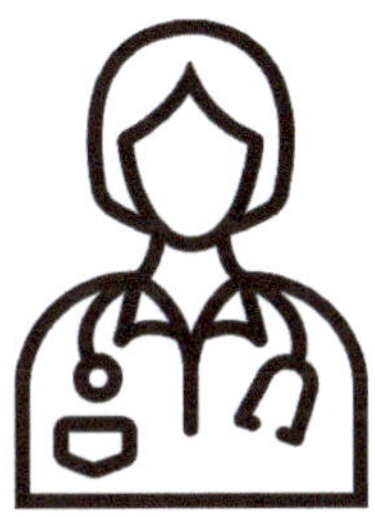

- صعوبة التغذية: العودة خلال يومين
- الحبل السري الأحمر: العودة خلال يومين
- عدوى الجلد: العودة خلال يومين
- مرض القلاع: العودة خلال يومين
- إصابة الأم باحتقان الثدي: العودة خلال يومين
- إصابة الأم بالتهاب الضرع: العودة خلال يومين
- انخفاض الوزن عند الولادة وهو الأسبوع الأول من الحياة: العودة خلال 7 أيام و14 يوماً
- انخفاض الوزن عند الولادة وعدم زيادة وزن الطفل بالشكل الكافي: العودة خلال 7 أيام
- طفل يتيم: العودة خلال 7 أيام
- الأم مصابة بفيروس نقص المناعة البشرية (HIV): العودة خلال 7 أيام

عودي أو اذهبي إلى المركز الصحي أو المشفى على الفور إذا كان طفلك يعاني من:

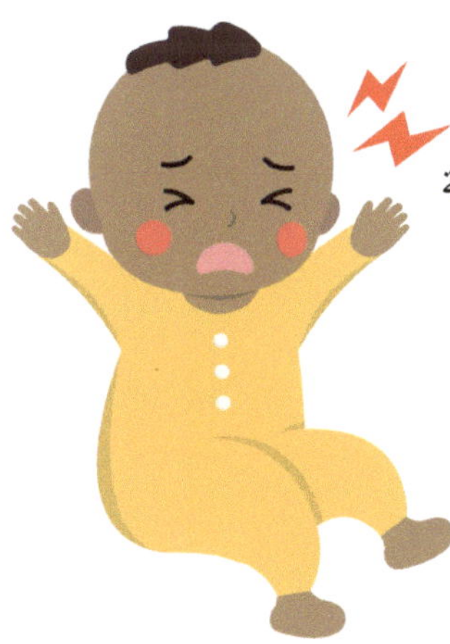

- صعوبة في التنفس
- التشنجات
- الحمى أو الشعور بالبرد
- النزيف
- الإسهال
- انخفاض الوزن عند الولادة/صغر الحجم جدًا (ولد للتو)
- مشاكل في التغذية مثل عدم الرضاعة على الإطلاق أو الرضاعة أقل من 5 مرات خلال 24 ساعة
- صعوبة في التغذية/الرضاعة الطبيعية بشكل سيء
- انخفاض النشاط
- المرض من أي نوع
- التنفس السريع
- اصفرار الجلد/اصفرار الراحتين والأخمصين
- صديد من العيون
- بثور جلدية
- الحبل السري ذو اللون الأحمر أو الذي يفرز القيح

وحدة 4، الأسبوع 2 من أمهات أصحاء، أطفال أصحاء، مجتمعات صحية

الوحدة 4: العناية بالطفل/ة حديثي الولادة

الأسبوع 3: طوارئ الأطفال

الكلمات:

<u>الجفاف</u> – انخفاض مستوى الماء في الجسم عن المستوى الطبيعي

<u>اليافوخ</u> - بقعة ناعمة (طرية) على رأس الطفل حيث لم تتشكل الجمجمة بالكامل بعد

مواد توضيحية:

- الملصق الخاص بهذا الدرس
- دمية، أو طفل للتوضيح

الأهداف:

أعرف ما الذي يعتبر حالة طوارئ عند رعاية طفل حديث الولادة. أعرف ما يجب فعله استجابةً لحالة طارئة لطفلي.

معايير:

Laerdal Global Health. (n.d.). Laerdal Global Health - Helping Babies Breathe. Retrieved April 29, 2022, from https://laerdalglobalhealth.com/partnerships-and-programs/helping-babies-breathe/.
Updated guideline: paediatric emergency triage, assessment and treatment. Geneva: World Health Organization; 2016. License: CC BY-NC-SA 3.0 IGO.

أسئلة ضرورية:

- ما الذي يعتبر حالة طوارئ للأطفال؟
- كيف أستجيب لحالات الطوارئ الخاصة بالأطفال؟

الدرس:

<u>الافتتاحية:</u>

اقرأ 2 تيموثاوس 1: 7 « لان الله لم يعطنا روح الفشل، بل روح القوة والمحبة والنصح.»
حتى عندما تكون الأمور خطيرة للغاية، خاصة عند النظر إلى حياة مولودنا الجديد، أعطانا الله روح ضبط النفس والقوة.
بعض الأشياء التي تجعلنا نتصل بالطبيب أكثر خطورة من غيرها. وتسمى هذه حالات طوارئ الأطفال. تتطلب حالات الطوارئ عند الأطفال عناية طبية فورية.

<u>مواد جديدة:</u>

الجفاف

الجفاف مشكلة شائعة عند الأطفال.
الأسباب الشائعة للجفاف عند الأطفال:

- الإسهال
- القيء
- الحمى
- عدم شرب كمية كافية من الماء

أعراض الجفاف:

- صعوبة إيقاظ طفلك
- يعاني طفلك من جفاف الشفاه أو الفم
- لدى طفلك يافوخ غائر (بقعة طرية على رأس الطفل حيث لم تتشكل الجمجمة بالكامل بعد)

علاج الجفاف:

- أعطي طفلك الماء النظيف مع أملاح الإماهة.
- إذا كان طفلك غير قادر على الشرب، أحضري طفلك إلى الطبيب على الفور.

ارتفاع درجة الحرارة

الحمى مشكلة شائعة عند الأطفال. في كثير من الأحيان، تحدث هذه الحمى بسبب العدوى. في كثير من الأحيان سوف تختفي الحمى من تلقاء نفسها. إذا كان طفلك يعاني من حمى مستمرة، اتصلي بطبيبك.

علاج:

حافظي على برودة طفلك باستخدام المناشف الرطبة.
أبعدي طفلك عن الشمس.
إذا استمرت الحمى لأكثر من يوم، اتصلي بطبيبك.

صعوبات في التنفس

- التنفس البطيء: إذا كان طفلك يتنفس ببطء شديد، انفخي في فمه واصطحبيه إلى أقرب مستشفى.
- لا يتنفس: إذا كان طفلك لا يتنفس، افتحي فمه وتحققي من وجود أي جسم قد يعيقه. إذا رأيت شيئًا يسد حلقه، اسحبيه للخارج. ثم ابدأي الإنعاش من الفم إلى الفم وانقليه إلى المستشفى على الفور. إذا لم تجدي أي جسم مسدود في حلقه، فابدأي بالإنعاش من الفم إلى الفم وانقليه إلى المستشفى على الفور.

حروق

إذا كان طفلك يعاني من حرق، أبقيه رطبًا جيدًا وراجعي طبيبك على الفور.

جروح

إذا جرح طفلك نفسه، اغسلي الجرح بالصابون والماء النظيف وضعي عليه ضمادة. إذا لم تتمكني من إيقاف النزيف بسهولة، فاضغطي على الجرح وراجعي طبيبك على الفور.

<u>للتأكد من الفهم:</u>

باستخدام المانيكان أو الدمية، قم بتوضيح جميع الخطوات الخاصة بكيفية التعامل مع كل مشكلة، وخاصة صعوبات التنفس. إذا سمح الوقت، دع كل امرأة تمارس خطوات تقييم ومعالجة صعوبات التنفس.

طوارئ الأطفال

بعض الأشياء التي تجعلنا نتصل بالطبيب أكثر خطورة من غيرها. وتسمى هذه حالات طوارئ الأطفال. تتطلب حالات الطوارئ عند الأطفال عناية طبية فورية.

يحتاج طفلك للعناية الطبية الفورية عند:

- **الجفاف**
  ◊ الأسباب الشائعة للجفاف عند الأطفال:
  - الإسهال
  - القيء
  - الحمى
  - عدم شرب كمية كافية من الماء

  ◊ أعراض الجفاف:
  - صعوبة إيقاظ طفلك
  - يعاني طفلك من جفاف الشفاه أو الفم
  - لدى طفلك يافوخ غائر (بقعة طرية على رأس الطفل حيث لم تتشكل الجمجمة بالكامل بعد)

  ◊ علاج الجفاف:
  - أعطي طفلك الماء النظيف مع أملاح الإماهة.
  - إذا كان طفلك غير قادر على الشرب، أحضري طفلك إلى الطبيب على الفور.

- **ارتفاع درجة الحرارة**
  ◊ الحمى مشكلة شائعة عند الأطفال.
  ◊ علاج:
  - حافظي على برودة طفلك باستخدام المناشف الرطبة.
  - أبعدي طفلك عن الشمس.
  - إذا استمرت الحمى لأكثر من يوم، اتصلي بطبيبك.

- **صعوبات في التنفس**
  ◊ التنفس البطيء: إذا كان طفلك يتنفس ببطء شديد، انفخي في فمه واصطحبيه إلى أقرب مستشفى.
  ◊ لا يتنفس: إذا كان طفلك لا يتنفس، افتحي فمه وتحققي من وجود أي جسم قد يعيقه. إذا رأيت شيئًا يسد حلقه، اسحبيه للخارج. ثم ابدأي الإنعاش من الفم إلى الفم وانقليه إلى المستشفى على الفور. إذا لم تجدي أي جسم مسدود في حلقه، فابدأي بالإنعاش من الفم إلى الفم وانقليه إلى المستشفى على الفور.

- **حروق**
  ◊ إذا كان طفلك يعاني من حرق، أبقيه رطبًا جيدًا وراجعي طبيبك على الفور.

- **جروح**
  ◊ إذا جرح طفلك نفسه، اغسلي الجرح بالصابون والماء النظيف وضعي عليه ضمادة. إذا لم تتمكني من إيقاف النزيف بسهولة، فاضغطي على الجرح وراجعي طبيبك على الفور.

وحدة 4، الأسبوع 3 من أمهات أصحاء، أطفال أصحاء، مجتمعات صحية

الوحدة 4: العناية بالطفل/ة حديثي الولادة

الأسبوع 4: أهمية التطعيمات

الأهداف:
أعرف فوائد اللقاحات لطفلي ومجتمعي. أعرف اللقاحات التي من المهم جدًا أن يتلقاها طفلي. أفهم الآثار الجانبية الشائعة والنادرة للقاحات.

معايير:
Centers for Disease Control and Prevention. How Vaccines Work. (2022, April 27). Centers for Disease Control and Prevention. Retrieved April 29, 2022, from https://www.cdc.gov/vaccines/parents/why-vaccinate/vaccine-decision.html.
Office of Infectious Disease and HIV/AIDS Policy (OIDP). (n.d.). Five Important Reasons to Vaccinate Your Child. HHS.Gov. Retrieved April 29, 2022, from https://www.hhs.gov/immunization/get-vaccinated/for-parents/five-reasons/index.html.

أسئلة ضرورية:
- لماذا يجب أن يتلقى طفلي اللقاحات؟
- ما هي الآثار الجانبية للقاحات؟
- كيف يؤثر التطعيم على عائلتي؟ مجتمعي؟

الدرس:
الافتتاحية:
اقرأ إشعياء 54: 13 - « وكل بنيك تلاميذ الرب وسلام بنيك كثيرا.»
ناقش: ما الذي تريد أن يعلمه الرب لطفلك والذي سيجلب له السلام؟
اطرح بعض الأسئلة لتنشيط ذاكرة ما تعلموه الأسبوع الماضي: ما هي بعض الأعراض التي قد يعاني منها طفلك والتي ستجعلك تتصلين بالطبيب؟ متى يجب أن تأخذي طفلك إلى الطبيب أو المستشفى؟

مواد جديدة:
- اللقاحات آمنة للغاية وهي أفضل وسيلة للوقاية من الأمراض والحفاظ على صحة أطفالك.
- تم القضاء على العديد من الأمراض الخطيرة بفضل الاستخدام الواسع النطاق للقاحات. ولهذا السبب قد لا يكونون مألوفين. إذا توقف الآباء عن تطعيم أطفالهم، فمن الممكن أن تعود هذه الأمراض.

الكلمات:
التحصين - عملية حماية الشخص أو الحيوان من مرض معد عن طريق إدخال مادة في الجسم تجعله ينتج أجساما مضادة
مرض يمكن الوقاية منه - مرض يصيب الأشخاص، الحيوانات، النباتات وما إلى ذلك، ناجم عن عدوى أو فشل صحي وليس عن طريق حادث يمكن الوقاية منه
اللقاح (التطعيم) - مادة يتم إدخالها في جسم شخص أو حيوان لحمايته من المرض عن طريق تحفيزه على إنتاج أجسام مضادة
السعال الديكي - مرض شائع خاصة عند الأطفال، يسبب السعال الشديد

مواد توضيحية:
- الملصق الخاص بهذا الدرس
- ملصق بجدول اللقاحات للأطفال والرضع
- موارد لمساعدة النساء في العثور على إمكانية الوصول إلى هذه اللقاحات في مجتمعهن وبلدهن

- لا تزال الأمراض التي يمكن الوقاية منها باللقاحات، مثل الحصبة، النكاف، والسعال الديكي، تشكل تهديدا. وهي لا تزال تصيب الأطفال في جميع أنحاء العالم، مما يؤدي إلى دخول المستشفيات والوفيات كل عام.
- يحدث تفشي الأمراض التي يمكن الوقاية منها عندما يقرر العديد من الآباء عدم تطعيم أطفالهم.
- التطعيم آمن وفعال. تخضع اللقاحات لمراجعة طويلة ودقيقة من قبل العلماء والأطباء للتأكد من أنها آمنة.
- التطعيم يحمي أفراد العائلة والأصدقاء والأجداد من العديد من الأمراض التي قد تصيبهم بالمرض.
- تمنع اللقاحات انتشار المرض إلى الأطفال الآخرين الذين هم أصغر من أن يتم تطعيمهم أو إلى الأشخاص الذين يعانون من ضعف في جهاز المناعة، مثل متلقي عمليات زرع الأعضاء والأشخاص المصابين بالسرطان. وقد يؤدي ذلك إلى مضاعفات طويلة الأمد وحتى الموت لهؤلاء الأشخاص الضعفاء.
- إذا حصلنا جميعًا على اللقاحات الموصى بها، فسوف تصبح مجتمعاتنا أكثر صحة.

خمسة أسباب مهمة لتطعيم طفلك

تريد أن تفعل ما هو الأفضل لأطفالك. هل تعلم أن إحدى أفضل الطرق لحماية أطفالك هي التأكد من حصولهم على جميع التطعيمات الخاصة بهم؟

1. التطعيمات يمكن أن تنقذ حياة طفلك.
2. التطعيم آمن وفعال للغاية.
3. التطعيمات تحمي الآخرين الذين تهتم بهم.
4. التطعيمات يمكن أن توفر لعائلتك الوقت والمال.
5. التطعيمات تحمي الأجيال القادمة.

<u>للتأكد من الفهم:</u>

ناقش جدول التطعيمات الخاص ببلدك والموارد المتاحة للأمهات في برنامجك لتلقي التطعيمات. أجب عن أي أسئلة قد تكون لديهم حول الأمراض التي يمكن الوقاية منها، وكيفية عمل اللقاحات، والآثار الجانبية، وما إلى ذلك.

أهمية التطعيمات

لماذا يجب أن يتلقى طفلي اللقاحات؟

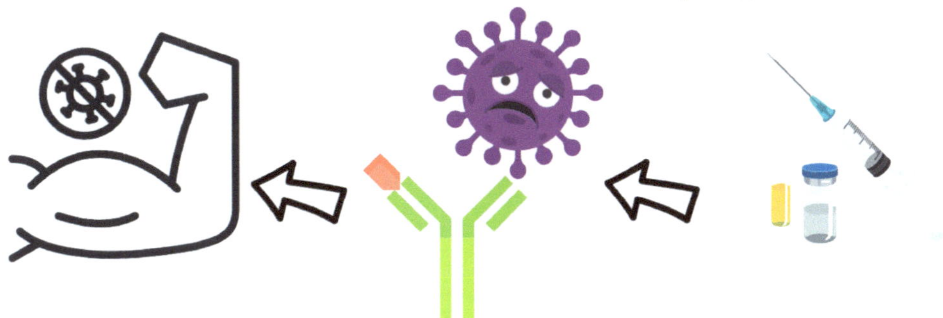

اللقاح يمثل جرثومة،
أو فيروسات ميتة ،أو
ضعيفة مشابهة لجرثومة
أو لفيروس موجود داخل
الجسم

اللقاح يساعد الجسم
تعلم كيفية محاربة
الجرثومة أو الفيروس

إن واجه الجسم جرثومة
أو بكتيريا حقيقية، فهو
يحمل بداخله كل ما يحتاجه
للدفاع عنه.

خمسة أسباب مهمة لتطعيم طفلك

1. التطعيمات يمكن أن تنقذ حياة طفلك.

2. التطعيم آمن وفعال للغاية.

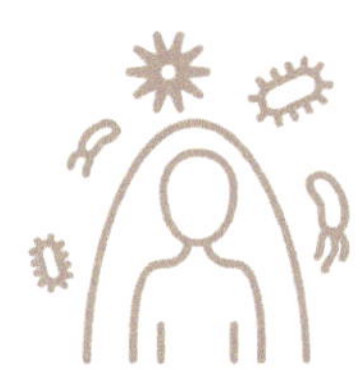

3. التطعيمات تحمي الآخرين الذين تهتم بهم.

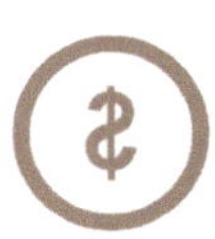

4. التطعيمات يمكن أن توفر لعائلتك الوقت والمال.

5. التطعيمات تحمي الأجيال القادمة.

جدول اللقاحات:

اللقاحات الموصى بها حتى عمر 6 سنوات

Birth	1 month	2 months	4 months	6 months	12 months	15 months	18 months	19-23 months	2-3 years	4-6 years
Hep B	Hep B		Hep B	Hep B	Hep B	Hep B	Hep B			
		RV	RV	RV						
		DTaP	DTaP	DTaP		DTaP	DTaP			
		HiB	HiB	HiB	HiB	HiB				
		PCV 13	PCV 13	PCV 13	PCV 13	PCV 13				
		IPV	IPV	IPV	IPV	IPV	IPV			
				Influenza (yearly)	Influenza (yearly)	Influenza (yearly)	Influenza (yearly)	Influenza (yearly)	Influenza (yearly)	Influenza (yearly)
					MMR	MMR				
					Varicella	Varicella				
					Hep A	Hep A	Hep A	Hep A		

المربعات الداكنة تشير إلى أن اللقاح يمكن أن يُؤخذ خلال فترة عمرية بحسب معطيات *منظمة الصحة العالمي*

وحدة 4، الأسبوع 4 من أمهات أصحاء، أطفال أصحاء، مجتمعات صحية

الوحدة 4: العناية بالطفل/ة حديثي الولادة

الأسبوع 5: نظافة ورعاية الأطفال حديثي الولادة

الأهداف:

أعرف كيف أحافظ على نظافة طفلي حديث الولادة. أعرف كيف أحمم طفلي. أعرف كيف أعتني بطفلي حديث الولادة. أعرف كيف أعتني بالحبل السري لطفلي. أعرف كيفية توفير بيئة نوم آمنة لطفلي.

معايير:

WHO labour care guide: user's manual. Geneva: World Health Organization; 2020. License: CC BY-NC-SA 3.0 IGO.

World Health Organization, United Nations Population Fund, World Bank & United Nations Children's Fund (UNICEF). (2015). Pregnancy, childbirth, postpartum and newborn care: a guide for essential practice, 3rd ed.. World Health Organization. https://apps.who.int/iris/handle/10665/249580. License: CC BY-NC-SA 3.0 IGO.

أسئلة ضرورية:

- كيف أقوم بتحميم طفلي حديث الولادة؟
- كيف يجب أن ألبس طفلي؟
- كيف أعتني بالحبل السري لطفلي؟
- كيف أوفر بيئة آمنة لطفلي لينام؟

الدرس:

<u>الافتتاحية:</u>

اقرأ متى 18: 1-3، « في تلك الساعة تقدم التلاميذ الى يسوع قائلين: «فمن هو أعظم في ملكوت السماوات؟» فدعا يسوع اليه ولدا واقامه في وسطهم وقال: «الحق اقول لكم: ان لم ترجعوا وتصيروا مثل الاولاد فلن تدخلوا ملكوت السماوات.»

الأطفال نعمة من الله. فكما يعتمد أطفالنا علينا في التغذية، المأوى، الحماية، والرعاية اليومية، كذلك نحن نعتمد على الله في تلبية احتياجاتنا. يشعر الأطفال حديثي الولادة بالضعف، وفي بعض الأحيان، تخيفهم العناية بهم. ولكن إذا كنت تعرف الأساسيات، وخاصة حول كيفية العناية بنظافتهم، يمكنك أن تشعري بالرضا لأن الله قد جهزك. تذكر أن الله أعطاك طفلك لسبب ما. أنت أفضل أم لطفلك!

الكلمات:

<u>غطاء المهد</u> - الجلد الجاف والأصفر والمتقشر على رؤوس الرضع والأطفال الصغار

<u>النظافة</u> - الدرجة التي يحافظ بها الناس على نظافة أنفسهم أو بيئتهم، وخاصة للوقاية من الأمراض

<u>الحبل السري</u> - هيكل طويل يشبه الأنبوب يربط الطفل الذي لم يولد بعد بمشيمة أمه

<u>الطلاء الجبني</u> - غطاء عجينة يتكون بشكل رئيسي من الخلايا الميتة والإفرازات الدهنية التي تحمي جلد الجنين

مواد توضيحية:

- الملصق الخاص بهذا الدرس
- دمية، أو طفل للتوضيح
- حوض استحمام أو سطل للأطفال
- حفاضات نظيفة
- مناشف الحمام
- صابون معتدل
- منشفة ناعمة

مواد جديدة:

الاستحمام عند الولادة:

- قومي بإزالة الدم والعقي فقط (البراز الأول للطفل).
- لا تقومي بإزالة الطلاء الجبني.
- يجب تأخير الاستحمام لمدة 24 ساعة بعد الولادة. وإذا لم يكن ذلك ممكنا لأسباب ثقافية، فيجب تأخير الاستحمام لمدة ست ساعات على الأقل.

الاستحمام لاحقاً وفي المنزل:

- غسل الوجه والرقبة والإبطين يومياً.
- غسل الأرداف عند اتساخها. التجفيف جيدا.
- الاستحمام عند الضرورة:
  - ◊ تأكدي من أن الغرفة دافئة، ولا يوجد بها تيار هوائي.
  - ◊ استخدمي الماء الدافئ للاستحمام.
  - ◊ قومي بتجفيف الطفل جيداً وإلباسه وتغطيته بعد الاستحمام.

يحتاج الأطفال الصغار إلى مزيد من الاهتمام الدقيق فيما يتعلق بالملابس ودرجة الحرارة:

- يجب أن تكون الغرفة أكثر دفئاً عند تغيير ملابس الطفل الصغير، غسله، استحمامه، وفحصه.
- لا يجوز الفصل بين الأم والطفل ويجب أن يبقيا في نفس الغرفة 24 ساعة يوميا.
- يحتاج الأطفال الرضع إلى طبقة واحدة من الملابس أكثر من الأولاد الآخرين أو البالغين.
- حافظي على دفء الغرفة أو جزء منها، خاصة في المناخ البارد.
- لا تضعي الطفل على أي سطح بارد أو مبلل.
- لا تتركي الطفل تحت أشعة الشمس المباشرة.

العناية بالحبل السري:

- اغسلي يديك قبل وبعد العناية بالحبل.
- لا تضعي شيئا على الجذع.
- قومي بطي الحفاضة أسفل الجذع.
- احفظي جذع الحبل السري مغطى بشكل غير محكم بملابس نظيفة.
- إذا كان الجذع متسخًا، اغسليه بالماء النظيف والصابون. جففيه جيدًا بقطعة قماش نظيفة.
- إذا كان الحبل السري أحمر اللون أو يفرز صديدًا أو دمًا، فيجب عليك طلب الرعاية الطبية لطفلك.
- لا تقومي بضمادة الجذع أو البطن.
- لا تضعي أي مواد أو أدوية على الجذع.
- تجنبي لمس الجذع دون داع.

النوم:

- استخدمي الناموسية ليلاً ونهاراً للطفل النائم، خاصة إذا كنت تعيشين في منطقة تنتشر فيها الأمراض التي ينقلها البعوض.
- دعي الطفل ينام على ظهره أو جانبه.
- أبعدي الطفل عن الدخان أو الأشخاص الذين يدخنون.

- أبعدي الطفل، وخاصةً الطفل الصغير، عن الأطفال المرضى أو البالغين.

<u>للتأكد من الفهم:</u>

باستخدام مانيكان أو دمية أو طفل حي، وضح خطوات تحميم الطفل. إذا كانت الدمى متوفرة، فاسمح للنساء بالتناوب في التدرب على كيفية تحميم الطفل. تأكد من تعليم النساء كيفية دعم رأس الطفل ورقبته أثناء تحميمه. يمكنك أيضًا مطالبة النساء بالاطلاع على رعاية الحبل السري، وتوضيح كيفية طي الحفاضة تحت الجذع السري.

نظافة ورعاية الأطفال حديثي الولادة

حمّام الطفل

- **الاستحمام عند الولادة:**
  - ◊ قومي بإزالة الدم والعقي فقط (البراز الأول للطفل).
  - ◊ لا تقومي بإزالة الطلاء الجبني.
  - ◊ يجب تأخير الاستحمام لمدة 24 ساعة بعد الولادة. وإذا لم يكن ذلك ممكنا لأسباب ثقافية، فيجب تأخير الاستحمام لمدة ست ساعات على الأقل.
- **الاستحمام لاحقاً وفي المنزل:**
  - ◊ غسل الوجه والرقبة والإبطين يومياً.
  - ◊ غسل الأرداف عند اتساخها. التجفيف جيدا.
  - ◊ الاستحمام عند الضرورة:
  - ◊ تأكدي من أن الغرفة دافئة، ولا يوجد بها تيار هوائي.
  - ◊ استخدمي الماء الدافئ للاستحمام.
  - ◊ قومي بتجفيف الطفل جيداً وإلباسه وتغطيته بعد الاستحمام.

الملابس ودرجة الحرارة:

- يجب أن تكون الغرفة أكثر دفئاً عند تغيير ملابس الطفل الصغير، غسله، استحمامه، وفحصه.
- لا يجوز الفصل بين الأم والطفل ويجب أن يبقيا في نفس الغرفة 24 ساعة يوميا.
- يحتاج الأطفال الرضع إلى طبقة واحدة من الملابس أكثر من الأولاد الآخرين أو البالغين.
- حافظي على دفء الغرفة أو جزء منها، خاصة في المناخ البارد.
- لا تضعي الطفل على أي سطح بارد أو مبلل.
- لا تتركي الطفل تحت أشعة الشمس المباشرة.

العناية بالحبل السري:

- اغسلي يديك قبل وبعد العناية بالحبل.
- لا تضعي شيئا على الجذع.
- قومي بطي الحفاضة أسفل الجذع.
- احفظي جذع الحبل السري مغطى بشكل غير محكم بملابس نظيفة.
- إذا كان الجذع متسخًا، اغسليه بالماء النظيف والصابون. جففيه جيدًا بقطعة قماش نظيفة.
- إذا كان الحبل السري أحمر اللون أو يفرز صديدًا أو دمًا، فيجب عليك طلب الرعاية الطبية لطفلك.
- لا تقومي بضمادة الجذع أو البطن.
- لا تضعي أي مواد أو أدوية على الجذع.
- تجنبي لمس الجذع دون داع.

النوم:

- استخدمي الناموسية ليلاً ونهاراً للطفل النائم، خاصة إذا كنت تعيشين في منطقة تنتشر فيها الأمراض التي ينقلها البعوض.
- دعي الطفل ينام على ظهره أو جانبه.
- أبعدي الطفل عن الدخان أو الأشخاص الذين يدخنون.
- أبعدي الطفل، وخاصةً الطفل الصغير، عن الأطفال المرضى أو البالغين.

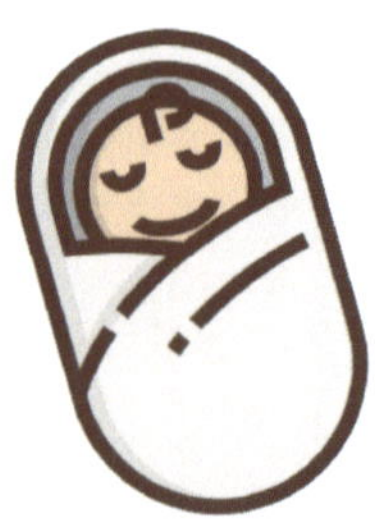

وحدة 4، الأسبوع 5 من أمهات أصحاء، أطفال أصحاء، مجتمعات صحية

الوحدة 4: العناية بالطفل/ة حديثي الولادة

الأسبوع 6: إنشاء منزل/مساحة آمنة لطفلك

الكلمات:

مواد توضيحية:

-
-
-

هذا نموذج لإنشاء درس خاص ببلد معين أو حتى بمجتمع محدد حول أي ممارسات محلية أو ثقافية قد تكون ضارة بالمولود الجديد. وسيقدم العاملون في مجال التنمية المحلية معلومات قيمة عن ماهية بعض هذه الممارسات الضارة وكيفية معالجتها. يمكنك أيضًا إنشاء ملصق لهذا الدرس لإضافته إلى الدليل في هذا القسم.

الأهداف:

يمكنني...

معايير:

أسئلة ضرورية:

-
-
-

الدرس:

الافتتاحية:

اقرأ متى 19: 14، «فقال يسوع: دعوا الأطفال يأتون إلي ولا تمنعوهم، لأن لمثل هؤلاء ملكوت السماوات».

كوالد جديد، من المهم أن تجعل منزلك مكانًا للترحيب بأطفالك - طفلك حديث الولادة وأي أطفال آخرين قد يكونون لديك. هذه هي إحدى الطرق التي يمكننا من خلالها أن نكون آباء مسؤولين.

أضف أي مادة ذات صلة هنا.

<u>مواد جديدة:</u>

أضف أي مادة ذات صلة هنا.

<u>للتأكد من الفهم:</u>

تأكد من شرح سبب ضرر هذه العادات للأطفال وما هي المخاطر التي تشكلها. أجب عن أي أسئلة قد تكون لدى النساء في البرنامج.

أضف أي مادة ذات صلة هنا.

الوحدة 4: العناية بالطفل/ة حديثي الولادة

الأسبوع 7: وضع كل شيء معاً

الكلمات:
لا توجد

مواد توضيحية:
- الملصقات الخاصة بدروس الوحدة 4

الأهداف:
أعرف أساسيات رعاية المولود الجديد. أعرف كيف أعتني باحتياجات طفلي الطبية. أعرف كيف أعتني بنظافة طفلي وسلامته في المنزل.

معايير:

Centers for Disease Control and Prevention. How Vaccines Work. (2022, April 27). Centers for Disease Control and Prevention. Retrieved April 29, 2022, from https://www.cdc.gov/vaccines/parents/why-vaccinate/vaccine-decision.html.

Laerdal Global Health. (n.d.). Laerdal Global Health - Helping Babies Breathe. Retrieved April 29, 2022, from https://laerdalglobalhealth.com/partnerships-and-programs/helping-babies-breathe/.

Office of Infectious Disease and HIV/AIDS Policy (OIDP). (n.d.). Five Important Reasons to Vaccinate Your Child. HHS.Gov. Retrieved April 29, 2022, from https://www.hhs.gov/immunization/get-vaccinated/for-parents/five-reasons/index.html.

Unicef UK. (2022, February 13). Skin-to-skin contact. Baby Friendly Initiative. Retrieved April 29, 2022, from https://www.unicef.org.uk/babyfriendly/baby-friendly-resources/implementing-standards-resources/skin-to-skin-contact/.

Updated guideline: paediatric emergency triage, assessment and treatment. Geneva: World Health Organization; 2016. License: CC BY-NC-SA 3.0 IGO.

WHO labour care guide: user's manual. Geneva: World Health Organization; 2020. License: CC BY-NC-SA 3.0 IGO.

WHO recommendations on maternal and newborn care for a positive postnatal experience. Geneva: World Health Organization; 2022. License: CC BY-NC-SA 3.0 IGO.

World Health Organization, United Nations Population Fund, World Bank & United Nations Children's Fund (UNICEF). (2015). Pregnancy, childbirth, postpartum and newborn care: a guide for essential practice, 3rd ed.. World Health Organization. https://apps.who.int/iris/handle/10665/249580. License: CC BY-NC-SA 3.0 IGO.

أسئلة ضرورية:

- ماذا تعلمت عن رعاية مولودك الجديد؟
- ما هي الدروس المتعلقة برعاية طفلك حديث الولادة التي تريدين استخدامها مع طفلك؟

الدرس:

مراجعة:

باستخدام ملصق كل أسبوع:

- مراجعة فوائد تلامس الجلد للجلد.
- مراجعة قائمة الأسباب التي تدعوك إلى الاتصال بطبيب الطفل.
- مراجعة حالات الطوارئ الخاصة بالأطفال وما يجب فعله حيال كل حالة، باستخدام ملصق ذلك الأسبوع.
- تذكير النساء بأهمية تطعيم أطفالهن ضد الأمراض وما هو متوفر في منطقتهن المحلية.
- مراجعة الأجزاء المختلفة لنظافة الأطفال حديثي الولادة.
- مراجعة الطرق التي يمكن للنساء من خلالها خلق بيئة منزلية آمنة لمواليدهن الجدد.

تطبيق:

اطرح على النساء هذه الأسئلة: ما هي التغييرات التي ستجريها على منزلك أو عاداتك بناءً على هذه الدروس؟ ما الذي سوف تتجنبيه؟

تذكرة الخروج:

ما هو دور الله في رعاية مولودك الجديد؟ ما هو دورك في توفير وحماية طفلك؟

نموذج اختبار للمتعلِّمين:

ضع دائرة حول الإجابة الصحيحة

1. إذا أصبح من الصعب إيقاظ طفلك أو توقف/استمر في تناول الطعام، فيجب عليك الاتصال بطبيب طفلك. [توقف]
2. إذا كان طفلك يعاني من شفاه جافة ومتشققة ومعدة/يافوخ غائر، فمن المحتمل أن يكون طفلك يعاني من الجفاف. [اليافوخ]
3. للحفاظ على نظافة طفلك، من المهم جدًا إعطاء طفلك حمامًا، الحفاظ على نظافة جذع الحبل السري، وتغيير حفاضة/منشفة طفلك بانتظام. [حفاضات]
4. عند إعطاء طفلك حماماً، من المهم غسل الوجه أولاً/أخيراً ومنطقة الحفاض أولاً/أخيراً. [أولاً، أخيراً]
5. تأكدي من استخدام كريم/لوشن الحفاض على منطقة حفاضات طفلك إذا رأيت أنه يعاني من طفح جلدي. [كريم الحفاضات]

املأ الفراغ. يمكن توفير بنك الإجابات، إذا لزم الأمر

1. اتصال ___________ يريح الأم والطفل، ينظم معدل ضربات قلب الطفل وتنفسه، يحفز عملية الهضم والتغذية، ينظم درجة الحرارة، ويشجع على إطلاق الهرمونات لبدء الرضاعة الطبيعية. [الجلد بالجلد]
2. إذا كان طفلك يعاني من ألم أو احمرار في ___________ أو القضيب، فيجب عليك الاتصال بطبيب طفلك. [السرة / زر البطن]
3. ___________ آمنة جدًا وهي أفضل وسيلة للوقاية من الأمراض والحفاظ على صحة أطفالك. [اللقاحات]
4. يجب طي حفاضة الطفل تحت _________ ______ حتى يسقط الجذع وتلتئم المنطقة بالكامل. [الحبل السري]
5. أبعدي طفلك عن الأشخاص الذين ___________. [يدخنون]

الوحدة 5
حياتك بعد الولادة

الوحدة 5: حياتك بعد الولادة

الأسبوع 1: عنف الشريك الحميم

الكلمات:

<u>عنف الشريك الحميم</u> - سوء المعاملة الذي يحدث في علاقة وثيقة

<u>العنف الجسدي</u> - عندما يقوم شخص ما بإيذاء أو محاولة إيذاء شريكه عن طريق الضرب أو الركل أو استخدام نوع آخر من القوة البدنية

<u>العدوان النفسي</u> - استخدام التواصل اللفظي وغير اللفظي بقصد إيذاء شخص آخر عقليًا أو عاطفيًا و/ أو ممارسة السيطرة على شخص آخر

<u>العنف الجنسي</u> - إجبار أو محاولة إجبار الشريك على المشاركة في فعل جنسي، أو لمس جنسي، أو حدث جنسي غير جسدي (مثل إرسال محتوى جنسي) عندما لا يوافق الشريك أو لا يستطيع ذلك

<u>المطاردة</u> - نمط من الاهتمام والاتصال المتكرر وغير المرغوب فيه من قبل الشريك الذي يسبب الخوف أو القلق على سلامته أو سلامة شخص قريب من الضحية

مواد توضيحية:

- الملصق الخاص بهذا الدرس

الأهداف:

أعرف الأنواع المختلفة لعنف الشريك الحميم. أعرف إلى أين أذهب إذا وجدت أنني ضحية لعنف الشريك الحميم.

معايير:

Centers for Disease Control and Prevention. Fast Facts: Preventing Intimate Partner Violence | Violence Prevention | Injury Center | CDC. (2021, November 2). Centers for Disease Control and Prevention. Retrieved April 29, 2022, from https://www.cdc.gov/violenceprevention/intimatepartnerviolence/fastfact.html.

أسئلة ضرورية:

- ما هو عنف الشريك الحميم؟
- ما هو العنف الجسدي؟
- ما هو العنف الجنسي؟
- ما هي المطاردة؟
- ما هو العدوان النفسي؟
- ماذا أفعل إذا اكتشفت أنني كنت ضحية لعنف الشريك الحميم؟

الدرس:

<u>الافتتاحية:</u>

اقرأ إشعياء 43: 1-2 - «ولكن الآن هكذا يقول الرب خالقك يا يعقوب وجابلك يا إسرائيل: لا تخف لأني فديتك. دعوتك باسمك، أنت لي. إذا اجتزت في المياه اكون معك. وفي الأنهار لا تغمرك. إذا مشيت في النار فلا تلذع، واللهيب لا يحرقك.»

هناك العديد من الأشياء التي نمر بها في حياتنا والتي تكون غير سارة أو صعبة. يمكن الشعور بأنها لا تُطاق. ولكن يمكننا أن نطمئن إلى أن الله معنا خلال كل ذلك. فهو ليس أصل الأشياء السيئة في حياتنا – بل هو الشيطان والخطيئة. لكنه سيكون معنا في كل خير وشر. لن نكون وحدنا أبدًا إذا كان الرب يعيش في قلوبنا. وهذا مهم بشكل خاص عندما نتحدث عن موضوع اليوم: عنف الشريك الحميم.

مواد جديدة:

يتم تعريف عنف الشريك الحميم (IPV) على أنه إساءة تحدث في علاقة وثيقة. يشير مصطلح «الشريك الحميم» إلى كل من الأزواج الحاليين والسابقين وشركاء المواعدة. يمكن أن يختلف عنف الشريك الحميم من حيث عدد مرات حدوثه ومدى خطورته. ويمكن أن تتراوح من حلقة واحدة من العنف يمكن أن يكون لها تأثير دائم إلى حلقات مزمنة وشديدة على مدى عدة سنوات. يتضمن IPV أربعة أنواع من السلوك:

- العنف الجسدي هو عندما يقوم شخص ما بإيذاء أو محاولة إيذاء شريكه عن طريق الضرب أو الركل أو استخدام نوع آخر من القوة البدنية.
- العنف الجنسي هو إجبار أو محاولة إجبار الشريك على المشاركة في فعل جنسي، أو لمس جنسي، أو حدث جنسي غير جسدي (على سبيل المثال، إرسال محتوى جنسي) عندما لا يوافق الشريك أو لا يستطيع ذلك.
- المطاردة هي نمط من الاهتمام والاتصال المتكرر وغير المرغوب فيه من قبل الشريك الذي يسبب الخوف أو القلق على سلامته أو سلامة شخص قريب من الضحية.
- العدوان النفسي هو استخدام التواصل اللفظي وغير اللفظي بقصد إيذاء شخص آخر عقليًا أو عاطفيًا و/ أو ممارسة السيطرة على شخص آخر.

هناك أيضًا العديد من النتائج الصحية السلبية الأخرى المرتبطة بعنف الشريك الحميم. وتشمل هذه مجموعة من الحالات التي تؤثر على القلب، الجهاز الهضمي، الجهاز الإنجابي، العضلات، العظام، والجهاز العصبي، وكثير منها مزمن بطبيعته. يمكن أن يعاني الناجون من مشاكل الصحة العقلية مثل الاكتئاب واضطراب ما بعد الصدمة (PTSD). وهم أكثر عرضة للانخراط في سلوكيات محفوفة بالمخاطر الصحية مثل التدخين، الإسراف في شرب الخمر، والسلوكيات الجنسية المحفوفة بالمخاطر.

إذا كنت ضحية لعنف الشريك الحميم، فيرجى التحدث إلى شخص ما والحصول على المساعدة.
الرب هو خالقنا جميعا. لقد خلقنا على صورته. وهذا يعني أن حياتنا مهمة بالنسبة له! حياتك مهمة. إذا كنت تشعرين أنك قد تكونين ضحية لعنف الشريك الحميم، يمكنك التحدث معنا على انفراد، وسنساعدك في العثور على خطة مناسبة لك ولعائلتك.

للتأكد من الفهم:

دع النساء يطرحن أي أسئلة قد تكون لديهن حول عنف الشريك الحميم، وكن على استعداد لدعم النساء وأطفالهن لإيجاد بيئة آمنة إذا شعرت أي منهن أنهن يتعاملن مع هذه القضية.

عنف الشريك الحميم

يتم تعريف عنف الشريك الحميم (IPV) على أنه إساءة تحدث في علاقة وثيقة. يشير مصطلح «الشريك الحميم» إلى كل من الأزواج الحاليين والسابقين وشركاء المواعدة. يمكن أن يختلف عنف الشريك الحميم من حيث عدد مرات حدوثه ومدى خطورته. ويمكن أن تتراوح من حلقة واحدة من العنف يمكن أن يكون لها تأثير دائم إلى حلقات مزمنة وشديدة على مدى عدة سنوات.

يتضمن IPV أربعة أنواع من السلوك:

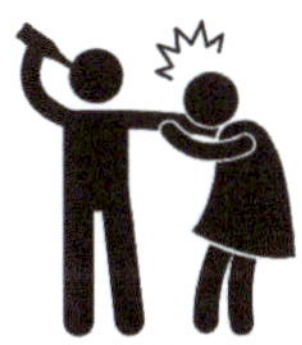

- العنف الجسدي هو عندما يقوم شخص ما بإيذاء أو محاولة إيذاء شريكه عن طريق الضرب أو الركل أو استخدام نوع آخر من القوة البدنية.

- العنف الجنسي هو إجبار أو محاولة إجبار الشريك على المشاركة في فعل جنسي، أو لمس جنسي، أو حدث جنسي غير جسدي (على سبيل المثال، إرسال محتوى جنسي) عندما لا يوافق الشريك أو لا يستطيع ذلك.

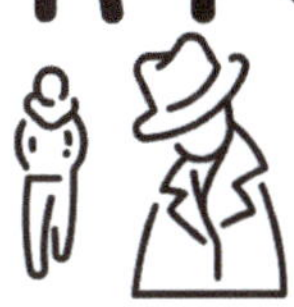

- المطاردة هي نمط من الاهتمام والاتصال المتكرر وغير المرغوب فيه من قبل الشريك الذي يسبب الخوف أو القلق على سلامته أو سلامة شخص قريب من الضحية.

- العدوان النفسي هو استخدام التواصل اللفظي وغير اللفظي بقصد إيذاء شخص آخر عقليًا أو عاطفيًا و/أو ممارسة السيطرة على شخص آخر.

هناك أيضًا العديد من النتائج الصحية السلبية الأخرى المرتبطة بعنف الشريك الحميم. وتشمل هذه مجموعة من الحالات التي تؤثر على القلب، الجهاز الهضمي، الجهاز الإنجابي، العضلات، العظام، والجهاز العصبي، وكثير منها مزمن بطبيعته. يمكن أن يعاني الناجون من مشاكل الصحة العقلية مثل الاكتئاب واضطراب ما بعد الصدمة (PTSD). وهم أكثر عرضة للانخراط في سلوكيات محفوفة بالمخاطر الصحية مثل التدخين، الإسراف في شرب الخمر، والسلوكيات الجنسية المحفوفة بالمخاطر.

إذا كنت ضحية لعنف الشريك الحميم، فيرجى التحدث إلى شخص ما والحصول على المساعدة.

الوحدة 5: حياتك بعد الولادة

الأسبوع 2: وسائل منع الحمل

الكلمات:

<u>الواقي الذكري</u> - غطاء مطاطي رقيق يمكن للرجل أن يرتديه على قضيبه أثناء ممارسة الجنس لمنع المرأة من الحمل أو لحمايته أو حماية شريكته من الأمراض المعدية

<u>وسائل منع الحمل</u> - أي من الطرق المختلفة التي تهدف إلى منع المرأة من الحمل

<u>جهاز داخل الرحم (اللولب)</u> - أداة لمنع الحمل يتم وضعها داخل الرحم

<u>التعقيم</u> - عملية إجراء عملية طبية تجعل من المستحيل إنجاب الأطفال

مواد توضيحية:

- الملصق الخاص بهذا الدرس

الأهداف:

أعرف الخيارات التي يمكنني استخدامها عندما يتعلق الأمر بتوقيت حملي.
أعرف ما هي طرق تحديد النسل المتاحة لي.

معايير:

Centers for Disease Control and Prevention. Contraception | Reproductive Health | CDC. (2022, January 13). Centers for Disease Control and Prevention. Retrieved April 29, 2022, from https://www.cdc.gov/reproductivehealth/contraception/index.htm.
Exavery, A., Mrema, S., Shamte, A., Bietsch, K., Mosha, D., Mbaruku, G., & Masanja, H. (2012). Levels and correlates of non-adherence to WHO recommended inter-birth intervals in Rufiji, Tanzania. BMC pregnancy and childbirth, 12, 152. https://doi.org/10.1186/1471-2393-12-152. License: CC BY-NC-SA 3.0 IGO.

أسئلة ضرورية:

- هل تؤثر وسائل منع الحمل على انتقال الأمراض المنقولة جنسيا؟
- ما هي أنواع وسائل منع الحمل المتاحة لي؟
- ما هو معدل فشل كل وسيلة من وسائل منع الحمل؟

الدرس:

<u>الافتتاحية:</u>

ملحوظة: الهدف من هذا الدرس ليس الضغط على النساء لاستخدام وسائل منع الحمل أو عدم استخدامها، بل تعريفهن بالخيارات المتاحة، الفوائد، والعواقب المترتبة على الطرق المختلفة لتحديد النسل.

اقرأ مزمور 139: 13-18 – « لأنك انت اقتنيت كليتي. نسجتني في بطن امي. احمدك من اجل إني قد امتزت عجبا. عجيبة هي اعمالك ونفسي تعرف ذلك يقينا. لم تختف عنك عظامي حينما صنعت في الخفاء ورقمت في اعماق الارض. رأت عيناك اعضائي وفي سفرك كلها كتبت يوم تصورت اذ لم يكن واحد منها. ما أكرم افكارك يا الله عندي ما أكثر جملتها. ان أحصها فهي اكثر من الرمل. استيقظت وانا بعد معك.»

الله يعتني بك ويعتني بك طوال حياتك. الطفل نعمة. ولكن هناك أوقات يكون

فيها إنجاب طفل أمرًا غير صحي بالنسبة للأسرة أو للأم، وهناك أدوات يمكن استخدامها لمساعدة الأسرة أو الأم على المباعدة بين فترات الحمل. في هذا الدرس، سنلقي نظرة على الخيارات المختلفة لتحديد النسل. تأكدي من التحدث مع طبيبك حول الخيار الأفضل بالنسبة لك، خاصة إذا كنت أمًا مرضعة لأن بعض طرق تحديد النسل يمكن أن تؤثر على إدرار الحليب. (تأكد من تضمين جميع أشكال تحديد النسل المتوفرة في مجتمعك. ليس من الضروري التحدث عن كل هذه الخيارات لتحديد النسل، خاصة إذا كانت بعض طرق تحديد النسل هذه غير متوفرة في مجتمعك.)

مواد جديدة:

كم من الوقت يجب الانتظار لحدوث الحمل

تشير أفضل الأدلة إلى أن الانتظار لمدة ثلاث سنوات على الأقل بين حالات الحمل يمنح الأم والطفل أفضل فرصة للنمو خلال هذه السنوات الصعبة.

وسائل منع الحمل والأمراض المنقولة جنسيا

عند اختيار وسيلة منع الحمل، ينبغي أيضًا مراعاة الحماية المزدوجة من الخطر المتزامن للإصابة بفيروس نقص المناعة البشرية وغيره من الأمراض المنقولة جنسيًا (STIs). على الرغم من أن وسائل منع الحمل الهرمونية والأجهزة الرحمية فعالة للغاية في منع الحمل، إلا أنها لا تحمي من الأمراض المنقولة جنسيًا، بما في ذلك فيروس نقص المناعة البشرية. الاستخدام المستمر والصحيح للواقي الذكري المصنوع من اللاتكس يقلل من خطر الإصابة بفيروس نقص المناعة البشرية وغيره من الأمراض المنقولة جنسيا، بما في ذلك عدوى الكلاميديا، عدوى المكورات البنية، وداء المشعرات.

وسائل منع الحمل التي يمكن عكس تفاعلها

- وسائل منع الحمل داخل الرحم
  - ◊ جهاز النحاس T داخل الرحم (اللولب) – هذا اللولب عبارة عن جهاز صغير على شكل حرف «T». يقوم طبيبك بوضعه داخل الرحم لمنع الحمل. ويمكن أن يبقى في الرحم لمدة تصل إلى 10 سنوات. معدل فشل الاستخدام النموذجي: 0.8%.

- الطرق الهرمونية
  - ◊ الزرع — الزرع عبارة عن قضيب رفيع واحد يتم إدخاله تحت جلد الجزء العلوي من ذراع المرأة. يحتوي القضيب على هرمون يفرز في الجسم على مدى 3 سنوات. معدل فشل الاستخدام النموذجي: 0.1%.
  - ◊ الحقن أو «الحقنة» - تحصل النساء على جرعات من هرمون البروجستين في الأرداف أو الذراع كل ثلاثة أشهر من الطبيب. معدل فشل الاستخدام النموذجي: 4%.
  - ◊ وسائل منع الحمل المركبة عن طريق الفم - والتي تسمى أيضًا «حبوب منع الحمل»، تحتوي وسائل منع الحمل المركبة عن طريق الفم على هرموني الاستروجين والبروجستين. يتم وصفه من قبل الطبيب. تؤخذ حبة في نفس الوقت كل يوم. إذا كان عمرك أكبر من 35 عامًا وتدخنين أو لديك تاريخ من جلطات الدم أو سرطان الثدي، فقد ينصحك طبيبك بعدم تناول حبوب منع الحمل. معدل فشل الاستخدام النموذجي: 7%.
  - ◊ حبوب البروجستين فقط — على عكس الحبة المركبة، تحتوي حبوب البروجستين فقط (التي تسمى أحيانًا الحبة الصغيرة) على هرمون واحد فقط، وهو البروجستين، بدلاً من كل من الاستروجين

والبروجستين. يتم وصفه من قبل الطبيب. يتم تناوله في نفس الوقت كل يوم. قد يكون خيارًا جيدًا للنساء اللاتي لا يستطعن تناول الإستروجين أو اللاتي يرضعن. معدل فشل الاستخدام النموذجي: 7%.

◊ الرقعة - يتم وضع هذه الرقعة الجلدية على أسفل البطن أو الأرداف أو الجزء العلوي من الجسم (ولكن ليس على الثديين). يوصف هذا الأسلوب من قبل الطبيب. يطلق هرمونات البروجستين والإستروجين في مجرى الدم. يتم وضع رقعة جديدة مرة واحدة في الأسبوع لمدة ثلاثة أسابيع. خلال الأسبوع الرابع، لا ترتدي رقعة، حتى تتمكن من الحصول على الدورة الشهرية. معدل فشل الاستخدام النموذجي: 7%.

◊ حلقة منع الحمل المهبلية الهرمونية - تفرز الحلقة هرموني البروجستين والأستروجين. تقومين بوضع الخاتم داخل المهبل. ترتدين الخاتم لمدة ثلاثة أسابيع، ثم تخرجينه خلال أسبوع الدورة الشهرية، ثم تضعين خاتمًا جديدًا. معدل فشل الاستخدام النموذجي: 7%.

- طرق الحاجز

◊ الحجاب الحاجز أو غطاء عنق الرحم: يتم وضع كل من هذه الطرق العازلة داخل المهبل لتغطية عنق الرحم لمنع الحيوانات المنوية. الحجاب الحاجز على شكل كوب ضحل. غطاء عنق الرحم عبارة عن كوب على شكل كشتبان. قبل الجماع، يتم إدخالها مع مبيد النطاف لمنع الحيوانات المنوية أو قتلها. قومي بزيارة طبيبك للحصول على المقاس المناسب لأن الأغشية وأغطية عنق الرحم تأتي بأحجام مختلفة. معدل فشل الاستخدام النموذجي للحجاب الحاجز: 17%.

◊ الإسفنجة: تحتوي إسفنجة منع الحمل على مبيد النطاف، ويتم وضعها في المهبل حيث تتناسب مع عنق الرحم. تعمل الإسفنجة لمدة تصل إلى 24 ساعة ويجب تركها في المهبل لمدة 6 ساعات على الأقل بعد آخر عملية جماع، وفي ذلك الوقت يتم إزالتها والتخلص منها. معدل فشل الاستخدام النموذجي: 14% للنساء اللاتي لم ينجبن قط و27% للنساء اللاتي أنجبن طفلاً.

◊ الواقي الذكري: يرتديه الرجل، ويمنع الواقي الذكري الحيوانات المنوية من الدخول إلى جسم المرأة. تساعد الواقيات الذكرية المصنوعة من اللاتكس، وهي النوع الأكثر شيوعًا، على منع الحمل ومنع فيروس نقص المناعة البشرية وغيره من الأمراض المنقولة جنسيًا، كما تفعل الواقيات الذكرية الاصطناعية الأحدث. يساعد الواقي الذكري «الطبيعي» أو «جلد الحمَل» أيضًا على منع الحمل، ولكنه قد لا يوفر الحماية ضد الأمراض المنقولة جنسيًا، بما في ذلك فيروس نقص المناعة البشرية. معدل فشل الاستخدام النموذجي: 13%. يمكن استخدام الواقي الذكري مرة واحدة فقط ولا يتطلب وصفة طبية من الطبيب. لا تستخدم مواد التشحيم الزيتية مثل زيوت التدليك، أو زيت الأطفال أو المستحضرات أو الفازلين مع الواقي الذكري المصنوع من اللاتكس. سوف تضعف الواقي الذكري، مما يؤدي إلى تمزقه.

◊ الواقي الأنثوي - الذي ترتديه المرأة، يساعد الواقي الأنثوي على منع الحيوانات المنوية من الدخول إلى جسدها. يتم تعبئته مع مادة تشحيم ومتاح بدون وصفة طبية من الطبيب. يمكن إدخاله لمدة تصل إلى ثماني ساعات قبل الجماع. معدل الفشل النموذجي: 21%، وقد يساعد أيضًا في منع الأمراض المنقولة جنسيًا.

◊ المبيدات المنوية — تعمل هذه المنتجات عن طريق قتل الحيوانات المنوية وتأتي في عدة أشكال — رغوة، جل، كريم، فيلم، أتحميلة، أو أقراص. يتم وضعها في المهبل قبل الجماع بما لا يزيد عن ساعة واحدة. تتركها في مكانها بعد ست إلى ثماني ساعات على الأقل من الجماع. يمكنك استخدام مبيد النطاف بالإضافة إلى الواقي الذكري، الحجاب الحاجز، أو غطاء عنق الرحم. يمكن شراؤها

بدون وصفة طبية من الطبيب. معدل فشل الاستخدام النموذجي: 21%.

- أساليب الخصوبة القائمة على التوعية
  - ◊ يمكن أن يساعدك فهم نمط الخصوبة الشهري في التخطيط للحمل أو تجنب الحمل. نمط خصوبتك هو عدد أيام الشهر التي تكونين فيها خصبة (قادرة على الحمل)، الأيام التي تكونين فيها عقيمة، والأيام التي تكون فيها الخصوبة غير محتملة، ولكنها ممكنة. إذا كانت دورتك الشهرية منتظمة، فلديك حوالي تسعة أيام أو أكثر من أيام الخصوبة كل شهر. إذا كنت لا ترغبين في الحمل، فلا تمارسي الجنس في أيام الخصوبة، أو تستخدمين وسيلة عازلة لتحديد النسل في تلك الأيام. تختلف معدلات الفشل عبر هذه الأساليب. نطاق معدلات الفشل النموذجية: 2-23%.
  - ◊ طريقة انقطاع الطمث عند الرضاعة

  بالنسبة للنساء اللاتي أنجبن مؤخرًا ويرضعن، يمكن استخدام طريقة انقطاع الطمث عند الرضاعة (LAM) كوسيلة لتحديد النسل عند استيفاء ثلاثة شروط: 1) انقطاع الطمث (عدم وجود أي فترات حيض بعد ولادة الطفل)، 2) الرضاعة الطبيعية بشكل كامل جزئي، و3) أقل من 6 أشهر بعد ولادة الطفل. LAM هي وسيلة مؤقتة لتحديد النسل، ويجب استخدام وسيلة أخرى لتحديد النسل عند عدم استيفاء أي من الشروط الثلاثة.

- وسائل منع الحمل الطارئة
  - ◊ وسائل منع الحمل الطارئة ليست وسيلة منتظمة لتحديد النسل. يمكن استخدام وسائل منع الحمل الطارئة بعد عدم استخدام وسائل منع الحمل أثناء ممارسة الجنس، أو في حالة فشل وسيلة تحديد النسل، كما هو الحال في حالة تمزق الواقي الذكري.
  - ◊ اللولب النحاسي – يمكن للنساء إدخال اللولب النحاسي على شكل حرف T خلال خمسة أيام من ممارسة الجنس دون وقاية.
  - ◊ حبوب منع الحمل الطارئة – يمكن للنساء تناول حبوب منع الحمل الطارئة لمدة تصل إلى 5 أيام بعد ممارسة الجنس دون وقاية، ولكن كلما تم تناول الحبوب بشكل أسرع، كلما كانت مفعولها أفضل. تتوفر بعض حبوب منع الحمل الطارئة بدون وصفة طبية من الطبيب.

- الطرق الدائمة لتحديد النسل
  - ◊ تعقيم الإناث - ربط البوق أو «ربط الأنابيب» - يمكن للمرأة ربط قناتي فالوب (أو إغلاقها) بحيث لا تتمكن الحيوانات المنوية والبويضات من الالتقاء للتخصيب. يمكن إجراء هذا الإجراء في المستشفى أو في مركز جراحي خارجي. يمكنك العودة إلى المنزل في نفس يوم إجراء الجراحة واستئناف أنشطتك الطبيعية في غضون أيام قليلة. هذه الطريقة فعالة على الفور. معدل فشل الاستخدام النموذجي: 0.5%.
  - ◊ تعقيم الذكور - قطع القناة الدافقة - تتم هذه العملية لمنع الحيوانات المنوية لدى الرجل من الوصول إلى قضيبه، وبالتالي لا يحتوي السائل المنوي على أي حيوان منوي يمكنه تخصيب البويضة. يتم إجراء هذا الإجراء عادة في مركز جراحي للمرضى الخارجيين. يمكن للرجل العودة إلى المنزل في نفس اليوم. وقت الاستشفاء أقل من أسبوع واحد. بعد العملية، يقوم الرجل بزيارة طبيبه لإجراء اختبارات لحساب الحيوانات المنوية لديه والتأكد من انخفاض عدد الحيوانات المنوية إلى الصفر؛ يستغرق هذا حوالي 12 أسبوعًا. وينبغي استخدام شكل آخر من أشكال موانع الحمل حتى ينخفض عدد الحيوانات المنوية لدى الرجل إلى الصفر. معدل فشل الاستخدام النموذجي: 0.15%.

للتأكد من الفهم:

امنح النساء الوقت لطرح أي أسئلة ومناقشة الخيارات المتاحة وكيفية الحصول عليها والتكلفة وما إلى ذلك. هذا هو الوقت المناسب لمعرفة ما إذا كانت النساء غير متأكدات من شكل معين من أشكال تحديد النسل بسبب أسطورة أو تحيز غير صحيح. يمكن أن يؤثر الضغط المجتمعي أيضًا على استخدام المرأة لوسائل تحديد النسل، لذلك قد يكون هذا هو الوقت المناسب لمعرفة ما إذا كانت النساء يشعرن بالضغط من أي شخص في حياتهن لاستخدام أو عدم استخدام وسائل منع الحمل. *مرة أخرى، الهدف من هذا الدرس ليس الضغط على النساء لاستخدام وسائل منع الحمل، ولكن تعريفهن بالخيارات المتاحة والفوائد والعواقب المترتبة على الطرق المختلفة لتحديد النسل.*

وسائل منع الحمل

كم من الوقت يجب الانتظار لحدوث الحمل

تشير أفضل الأدلة إلى أن الانتظار لمدة ثلاث سنوات على الأقل بين حالات الحمل يمنح الأم والطفل أفضل فرصة للنمو خلال هذه السنوات المليئة بالتحديات.

وسائل منع الحمل والأمراض المنقولة جنسيا

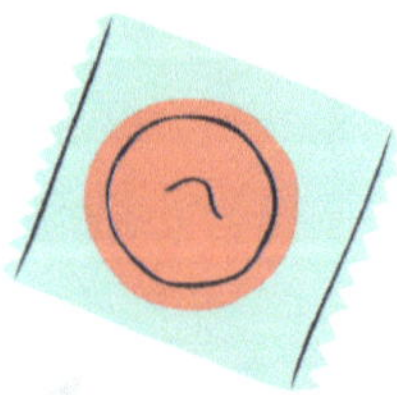

عند اختيار وسيلة منع الحمل، ينبغي أيضًا مراعاة الحماية المزدوجة من الخطر المتزامن للإصابة بفيروس نقص المناعة البشرية وغيره من الأمراض المنقولة جنسيًا (STIs).
الاستخدام المستمر والصحيح للواقي الذكري المصنوع من اللاتكس يقلل من خطر الإصابة بفيروس نقص المناعة البشرية وغيره من الأمراض المنقولة جنسياً.

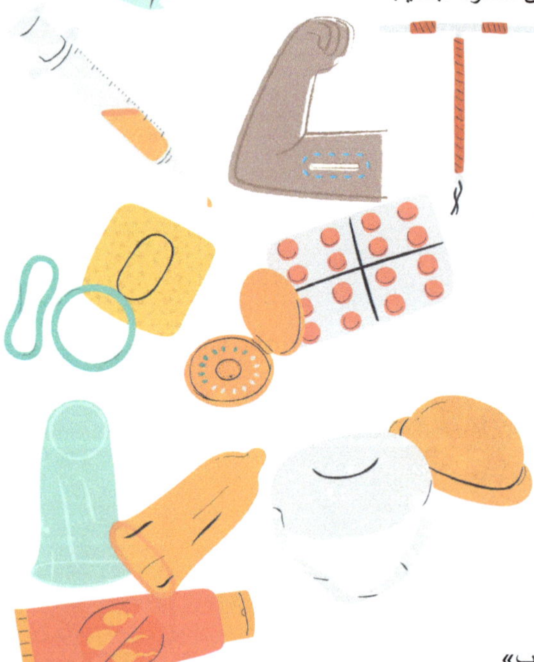

وسائل منع الحمل

- جهاز النحاس T داخل الرحم (اللولب)
- الطرق الهورمونية:
  - ◊ الزرع
  - ◊ الحقن أو «الحقنة»
  - ◊ وسائل منع الحمل المركبة عن طريق الفم
  - ◊ حبوب البروجستين فقط
  - ◊ الرقعة
  - ◊ حلقة منع الحمل المهبلية الهرمونية
- طرق الحاجز
  - ◊ الحجاب الحاجز أو غطاء عنق الرحم
  - ◊ الإسفنجة
  - ◊ الواقي الذكري
  - ◊ الواقي الأنثوي
  - ◊ المبيدات المنوية
  - ◊ الحجاب الحاجز، أو غطاء عنق الرحم
- أساليب الخصوبة القائمة على التوعية
- طريقة انقطاع الطمث عند الرضاعة
- وسائل منع الحمل الدائمة:
  - ◊ تعقيم الإناث - ربط البوق أو «ربط الأنابيب»
  - ◊ تعقيم الذكور - قطع القناة الدافقة

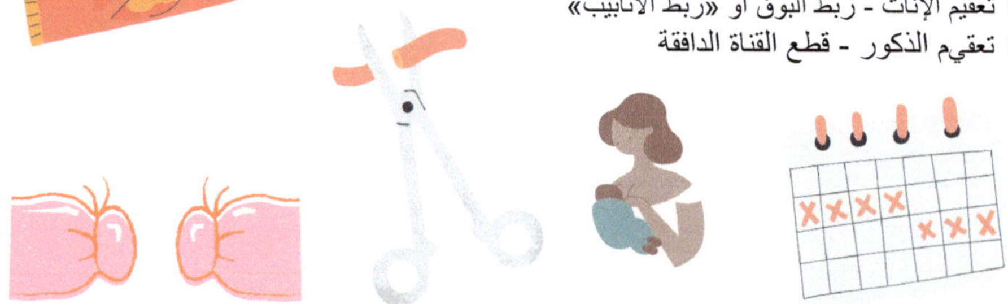

الوحدة 5: حياتك بعد الولادة

الأسبوع 3: «الكآبة النفاسية» واكتئاب ما بعد الولادة

الكلمات:

<u>«الكآبة النفاسية»</u> - شعور بالحزن تشعر به بعض النساء بعد ولادة طفل، عادة خلال الأسبوع الأول إلى الأسبوعين الأولين

<u>اكتئاب ما بعد الولادة</u> - حالة تتميز بأعراض الاكتئاب والقلق المستمرة والمعوقة في كثير من الأحيان، وما إلى ذلك، والتي تعاني منها بعض النساء في الأسابيع أو الأشهر الأولى بعد الولادة

مواد توضيحية:

- الملصق الخاص بهذا الدرس

الأهداف:

أعرف كيف أعتني بنفسي عندما يتعلق الأمر بالمشاعر والأفكار التي أشعر بها بعد إنجاب طفلي. أعرف كيف أطلب المساعدة إذا أدركت أنني مصابة بـ «الكآبة النفاسية» أو اكتئاب ما بعد الولادة.

معايير:

World Health Organization, United Nations Population Fund, World Bank & United Nations Children's Fund (UNICEF). (2015). Pregnancy, childbirth, postpartum and newborn care: a guide for essential practice, 3rd ed.. World Health Organization. https://apps.who.int/iris/handle/10665/249580. License: CC BY-NC-SA 3.0 IGO.

أسئلة ضرورية:

- ما هي «الكآبة النفاسية»؟
- ما هي أعراض «الكآبة النفاسية»؟
- ما هو اكتئاب ما بعد الولادة؟
- كيف أعرف إذا كنت أعاني من اكتئاب ما بعد الولادة؟
- ماذا أفعل إذا اعتقدت أنني مصابة باكتئاب ما بعد الولادة؟

الدرس:

<u>الافتتاحية:</u>

اقرأ مزمور 34: 17-18 - « اولئك صرخوا والرب سمع ومن كل شدائدهم انقذهم. 18 قريب هو الرب من المنكسري القلوب ويخلص المنسحقي الروح.»

إن جلب طفل إلى العالم هو تغيير كبير في حياتك.

<u>مواد جديدة:</u>

في كثير من الأحيان قد تواجهين تغيرات في مشاعرك بعد ولادة طفلك. التغيرات الصغيرة في مشاعرك طبيعية وتحدث بشكل متكرر. تميل إلى الاختفاء بسرعة وتسمى «الكآبة النفاسية».

تستمر أعراض «الكآبة النفاسية» عادة لمدة أسبوعين أو أقل (عادة أسبوع واحد) وتشمل:

- شعور غير مناسب بالذنب أو الشعور السلبي تجاه الذات.
- البكاء بسهولة.
- انخفاض الاهتمام أو المتعة.
- الشعور بالتعب والانزعاج طوال الوقت.
- نوم مضطرب (النوم كثيرًا أو قليلًا جدًا، والاستيقاظ مبكرًا).
- انخفاض القدرة على التفكير أو التركيز.
- فقدان ملحوظ للشهية.

إن «الكآبة» أو «الكآبة النفاسية» بعد الولادة شائعة جدًا. من المهم أن تتحدثي مع شخص ما، بما في ذلك الطاقم الذي لدينا، الذين سيستمعون إلى مخاوفك ويقدمون لك التشجيع والدعم العاطفي. يمكن لشريكك وعائلتك أيضًا تقديم المساعدة لك. إذا كنت لا تزالي تعانين من هذه الأعراض بعد أسبوعين مع تحسن طفيف أو معدوم، فقد تكوني مصابة باكتئاب ما بعد الولادة، وهي حالة أكثر خطورة. إذا كان الأمر كذلك، فقد يتم إرسالك إلى المستشفى للحصول على المساعدة والعلاج.

هذه هي الأسئلة التي قد تطرحيها على نفسك أو قد يُطلب منك لمساعدتك في تحديد ما إذا كنت تعاني من «الكآبة النفاسية» أو اكتئاب ما بعد الولادة:

- كيف كان شعورك مؤخرًا؟
- هل كنت في حالة معنوية منخفضة؟
- هل تمكنت من الاستمتاع بالأشياء التي تستمتعين بها عادة؟
- هل كان لديك مستواك المعتاد من الطاقة، أو هل كنت تشعرين بالتعب؟
- كيف كان نومك؟
- هل تمكنت من التركيز (على سبيل المثال، في مقالات الصحف أو برامجك الإذاعية المفضلة)؟

<u>للتأكد من الفهم:</u>

اسمح للنساء بمناقشة أي حالات حمل سابقة قد مررن بها وأي شعور أو مشاعر قوية قد يشعرن بها نتيجة لذلك. دع النساء أيضًا يناقشن أي مشاعر لديهن في المرحلة الحالية من الحمل أو الأمومة. يشعر بعض الناس بالخجل من وجود مثل هذه المشاعر القوية، ولكن من المفيد للنساء أن يعرفن أن بعض ما يشعرن به قد يكون خارج نطاق سيطرتهن بسبب الهرمونات الموجودة في أجسادهن. إذا كان أي شخص في المجموعة يحتاج إلى المساعدة، فتأكد من تقديم الدعم لهم.

«الكآبة النفاسية» واكتئاب ما بعد الولادة

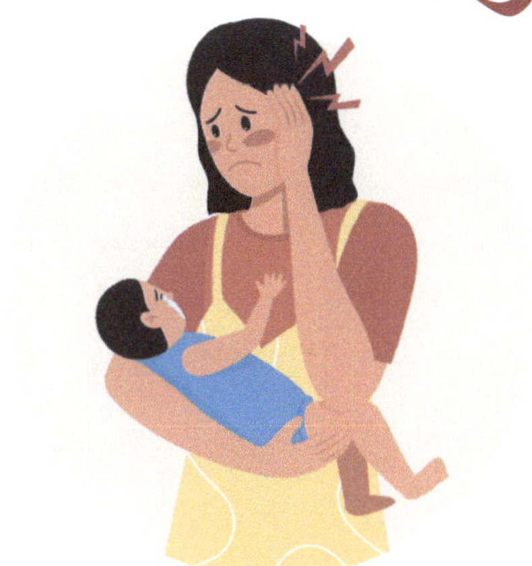

أعراض «الكآبة النفاسية» يمكن أن تشمل:

- شعور غير مناسب بالذنب أو الشعور السلبي تجاه الذات.
- البكاء بسهولة.
- انخفاض الاهتمام أو المتعة.
- الشعور بالتعب والانزعاج طوال الوقت.
- نوم مضطرب (النوم كثيرًا أو قليلًا جدًا، والاستيقاظ مبكرًا).
- انخفاض القدرة على التفكير أو التركيز.
- فقدان ملحوظ للشهية.

إن «الكآبة» أو «الكآبة النفاسية» بعد الولادة شائعة جدًا. من المهم أن تتحدثي مع شخص ما، بما في ذلك الطاقم الذي لدينا، الذين سيستمعون إلى مخاوفك ويقدمون لك التشجيع والدعم العاطفي. يمكن لشريكك وعائلتك أيضًا تقديم المساعدة لك. إذا كنت لا تزالي تعانين من هذه الأعراض بعد أسبوعين مع تحسن طفيف أو معدوم، فقد تكوني مصابة باكتئاب ما بعد الولادة، وهي حالة أكثر خطورة. إذا كان الأمر كذلك، فقد يتم إرسالك إلى المستشفى للحصول على المساعدة والعلاج.

هذه هي الأسئلة التي قد تطرحيها على نفسك أو قد يُطلب منك لمساعدتك في تحديد ما إذا كنت تعاني من «الكآبة النفاسية» أو اكتئاب ما بعد الولادة:

- كيف كان شعورك مؤخرًا؟
- هل كنت في حالة معنوية منخفضة؟
- هل تمكنت من الاستمتاع بالأشياء التي تستمتعين بها عادة؟
- هل كان لديك مستواك المعتاد من الطاقة، أو هل كنت تشعرين بالتعب؟
- كيف كان نومك؟
- هل تمكنت من التركيز (على سبيل المثال، في مقالات الصحف أو برامجك الإذاعية المفضلة)؟

الوحدة 5: حياتك بعد الولادة

الأسبوع 4: ممارسة الرياضة بعد الولادة واستئناف النشاط الجنسي بعد الولادة

الكلمات:
لا توجد

مواد توضيحية:
- الملصق الخاص بهذا الدرس

الأهداف:
أعرف متى يكون من الآمن بالنسبة لي أن أبدأ في ممارسة الرياضة بعد الولادة. أعرف متى يكون من الآمن بالنسبة لي استئناف النشاط الجنسي بعد الولادة.

معايير:

David Vanderpool, MD, FACS, FACPh
The American College of Obstetricians and Gynecologists. (n.d.). Exercise After Pregnancy. ACOG. Retrieved April 29, 2022, from https://www.acog.org/womens-health/faqs/exercise-after-pregnancy.
The American College of Obstetricians and Gynecologists. (n.d.-a). A Partner's Guide to Pregnancy. ACOG. Retrieved April 29, 2022, from https://www.acog.org/womens-health/faqs/a-partners-guide-to-pregnancy#:%7E:text=When%20is%20it%20OK%20to,about%202%20weeks%20following%20birth.

أسئلة ضرورية:
- متى يمكنني استئناف ممارسة الرياضة بعد الولادة؟
- متى يمكنني استئناف النشاط الجنسي بعد الولادة؟
- متى يمكنني استئناف ممارسة الرياضة والنشاط الجنسي بعد الولادة القيصرية؟
-

الدرس:
<u>الافتتاحية:</u>

اقرأ 1 كورنثوس 6:19-20 - « ام لستم تعلمون ان جسدكم هو هيكل للروح القدس الذي فيكم، الذي لكم من الله، وأنكم لستم لأنفسكم؟ لأنكم قد اشتريتم بثمن. فمجدوا الله في اجسادكم وفي ارواحكم التي هي لله.»
إن جسدك مذهل! لقد قام بالعمل المعجزي المتمثل في ولادة طفل جديد إلى العالم! من المهم أن تعتني بجسمك بعد هذا الأمر الصعب والمذهل.

مواد جديدة:

توصيات التمرين

إذا كان حملك صحيًا وولدت مهبليًا طبيعيًا، فيجب أن تكوني قادرة على البدء في ممارسة الرياضة مرة أخرى بعد وقت قصير من ولادة الطفل. عادةً ما يكون من الآمن البدء في ممارسة الرياضة بعد أيام قليلة من الولادة، أو بمجرد أن تشعري بالاستعداد. إذا خضعت لولادة قيصرية أو تعرضت لمضاعفات، فاسألي طبيبك عن الوقت الآمن لبدء ممارسة الرياضة مرة أخرى.

بشكل عام، بعد أي عملية جراحية يجب عليك الانتظار لمدة ستة أسابيع على الأقل قبل العودة إلى ممارسة التمارين الرياضية المعتدلة.

عندما تكونين مستعدة لبدء ممارسة التمارين الرياضية، يعد المشي طريقة رائعة لاستعادة لياقتك البدنية. المشي في الهواء الطلق يمكن أن يقوي عضلات البطن والحوض ويحسن مزاجك. يمكنك زيادة نظام التمارين تدريجيًا ليشمل الأوزان الخفيفة وتمارين التمدد. تأكدي من الاستماع إلى جسدك. يجب عليك التوقف عن ممارسة الرياضة إذا شعرت بالألم.

استئناف النشاط الجنسي

لا توجد «فترة انتظار» محددة قبل أن تتمكن المرأة من ممارسة الجنس مرة أخرى بعد الولادة. يوصي بعض المتخصصين في الرعاية الصحية بالانتظار لمدة 4-6 أسابيع. تكون فرص حدوث مشكلة، مثل النزيف أو العدوى، ضئيلة بعد حوالي أسبوعين من الولادة. إذا خضعت لعملية بضع الفرج أو تمزق أثناء الولادة، فقد يُطلب منك عدم ممارسة الجماع حتى يتم شفاء الموقع تمامًا. إذا كان لديك غرز أو أجريت لك عملية قيصرية، فانتظري ثمانية أسابيع على الأقل حتى تلتئم الشقوق.

للتأكد من الفهم:

اسأل النساء هذه الأسئلة:

1. إذا كانت ولادتك مهبلية غير معقدة، فكم من الوقت يجب أن تنتظري حتى تتمكني من البدء في ممارسة الرياضة مرة أخرى؟ [بعد أيام قليلة من الولادة]
2. إذا خضعت لعملية قيصرية لولادة طفلك، ما الذي عليك فعله قبل استئناف ممارسة الرياضة؟ [استشيري طبيبك. وانتظري 6 أسابيع على الأقل قبل العودة إلى ممارسة التمارين الرياضية المعتدلة.]
3. ما هو الحد الأدنى لوقت الانتظار بعد الولادة غير المعقدة لاستئناف النشاط الجنسي؟ [أسبوعان، على الرغم من أن بعض المتخصصين في الرعاية الصحية يوصون بـ 4-6 أسابيع]
4. ما هو الحد الأدنى لوقت الانتظار بعد الولادة القيصرية أو التي تتطلب غرزًا لاستئناف النشاط الجنسي؟ [ثمانية أسابيع]
5. من الذي يجب عليك مراجعته قبل استئناف أي تمرين رياضي أو نشاط جنسي؟ [طبيبك أو أخصائي رعاية طبية آخر]

ممارسة الرياضة بعد الولادة
واستئناف النشاط الجنسي
بعد الولادة

التمرين

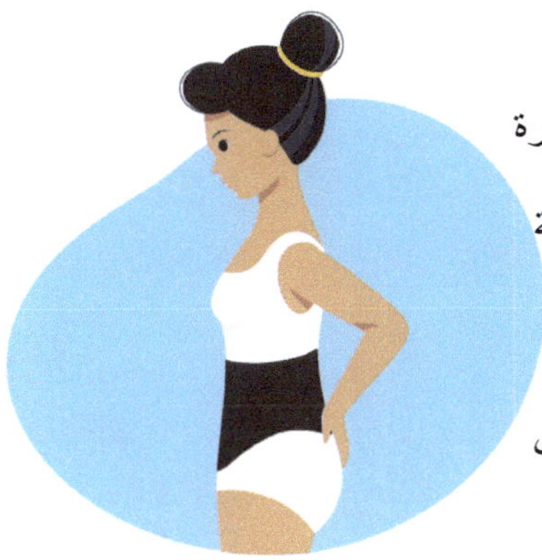

إذا كان حملك صحيًا وولدت مهبليًا طبيعيًا، فيجب أن تكوني قادرة على البدء في ممارسة الرياضة مرة أخرى بعد وقت قصير من ولادة الطفل. عادةً ما يكون من الآمن البدء في ممارسة الرياضة بعد أيام قليلة من الولادة، أو بمجرد أن تشعري بالاستعداد. إذا خضعت لولادة قيصرية أو تعرضت لمضاعفات، فاسألي طبيبك عن الوقت الآمن لبدء ممارسة الرياضة مرة أخرى. بشكل عام، بعد أي عملية جراحية يجب عليك الانتظار لمدة ستة أسابيع على الأقل قبل العودة إلى ممارسة التمارين الرياضية المعتدلة.

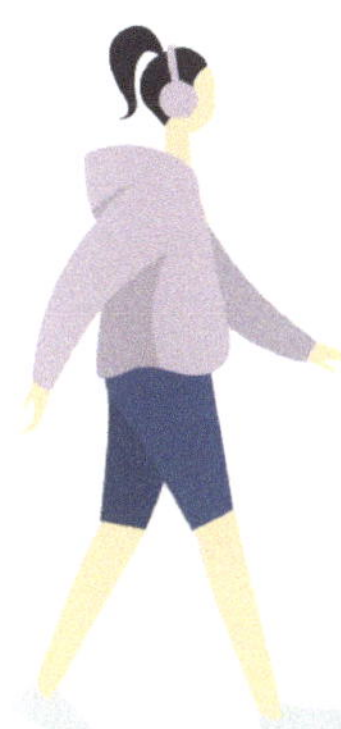

عندما تكونين مستعدة لبدء ممارسة التمارين الرياضية، يعد المشي طريقة رائعة لاستعادة لياقتك البدنية. المشي في الهواء الطلق يمكن أن يقوي عضلات البطن والحوض ويحسن مزاجك. يمكنك زيادة نظام التمارين تدريجيًا ليشمل الأوزان الخفيفة وتمارين التمدد. تأكدي من الاستماع إلى جسدك. يجب عليك التوقف عن ممارسة الرياضة إذا شعرت بالألم.

النشاط الجنسي

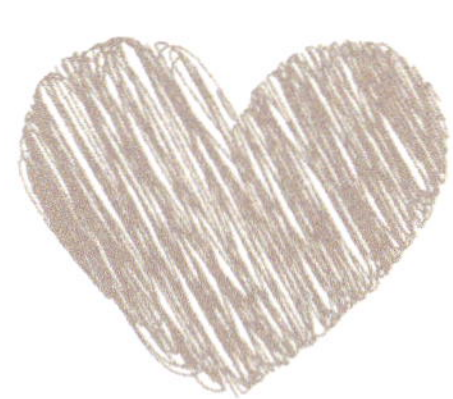

لا توجد «فترة انتظار» محددة قبل أن تتمكن المرأة من ممارسة الجنس مرة أخرى بعد الولادة. يوصي بعض المتخصصين في الرعاية الصحية بالانتظار لمدة 4-6 أسابيع. تكون فرص حدوث مشكلة، مثل النزيف أو العدوى، ضئيلة بعد حوالي أسبوعين من الولادة. إذا خضعت لعملية بضع الفرج أو تمزق أثناء الولادة، فقد يُطلب منك عدم ممارسة الجماع حتى يتم شفاء الموقع تمامًا. إذا كان لديك غرز أو أجريت لك عملية قيصرية، فانتظري ثمانية أسابيع على الأقل حتى تلتئم الشقوق.

وحدة 5، الأسبوع 4 من أمهات أصحاء، أطفال أصحاء، مجتمعات صحية

الوحدة 5: حياتك بعد الولادة

الأسبوع 5: وضع كل شيء معاً

الكلمات:
لا توجد

مواد توضيحية:
- الملصقات الخاصة بالوحدة 5

الأهداف:
أعرف كيف أعتني بجسدي وعقلي بعد ولادة طفلي. أعلم أنه يجب عليّ طلب المساعدة إذا كنت أعاني من أي ضرر جسدي أو عقلي من شخص آخر أو من نفسي.

معايير:

Centers for Disease Control and Prevention. Contraception | Reproductive Health | CDC. (2022, January 13). Centers for Disease Control and Prevention. Retrieved April 29, 2022, from https://www.cdc.gov/reproductivehealth/contraception/index.htm.
Centers for Disease Control and Prevention. Fast Facts: Preventing Intimate Partner Violence | Violence Prevention | Injury Center | CDC. (2021, November 2). Centers for Disease Control and Prevention. Retrieved April 29, 2022, from https://www.cdc.gov/violenceprevention/intimatepartnerviolence/fastfact.html.
David Vanderpool, MD, FACS, FACPh
Exavery, A., Mrema, S., Shamte, A., Bietsch, K., Mosha, D., Mbaruku, G., & Masanja, H. (2012). Levels and correlates of non-adherence to WHO recommended inter-birth intervals in Rufiji, Tanzania. BMC pregnancy and childbirth, 12, 152. https://doi.org/10.1186/1471-2393-12-152. License: CC By-NC-SA 3.0 IGO.
The American College of Obstetricians and Gynecologists. (n.d.). Exercise After Pregnancy. ACOG. Retrieved April 29, 2022, from https://www.acog.org/womens-health/faqs/exercise-after-pregnancy.
The American College of Obstetricians and Gynecologists. (n.d.-a). A Partner's Guide to Pregnancy. ACOG. Retrieved April 29, 2022, from https://www.acog.org/womens-health/faqs/a-partners-guide-to-pregnancy#:%7E:text=When%20is%20it%20

OK%20to,about%202%20weeks%20following%20birth.
World Health Organization, United Nations Population Fund, World Bank & United Nations Children's Fund (UNICEF). (2015). Pregnancy, childbirth, postpartum and newborn care: a guide for essential practice, 3rd ed.. World Health Organization. https://apps.who.int/iris/handle/10665/249580. License: CC By-NC-SA 3.0 IGO.

أسئلة ضرورية:

- ماذا تعلمت عن العناية بنفسك بعد ولادة طفلك؟
- ما هي الدروس المتعلقة بالعناية بنفسك بعد الولادة التي ترغبين في الاستفادة منها؟

الدرس:

مراجعة:

باستخدام ملصقات الدروس، قم بمراجعة محتوى كل أسبوع:

- مراجعة الأنواع الأربعة لعنف الشريك الحميم: العنف الجسدي، العنف الجنسي، المطاردة، الاعتداء النفسي. ذكّر النساء بالآثار الجسدية للإساءة طويلة المدى وأنه إذا كن ضحية لعنف الشريك الحميم، فيجب عليهن التواصل مع شخص ما على الفور.
- قم بمراجعة الخيارات المختلفة لتحديد النسل المتاحة للنساء في مجتمعك. تذكر: هذا ليس الوقت المناسب لدفعهن لاستخدام وسائل منع الحمل، بل لتثقيفهن بشأن الخيارات المتاحة لهن.
- مراجعة علامات «الكآبة النفاسية» واكتئاب ما بعد الولادة. ذكّر النساء بأنه يجب عليهن طلب المساعدة من العائلة والأصدقاء ومقدمي الخدمات الطبية إذا كانوا يعانون من أعراض هذه الحالات.
- مراجعة الإرشادات الخاصة باستئناف ممارسة الرياضة والنشاط الجنسي بعد الولادة.

تطبيق:

اطرح على النساء هذه الأسئلة: ماذا تعلمت عن العناية بنفسك بعد ولادة طفلك؟ ماذا تعلمت عن عملية ولادة الطفل؟ ما هي الدروس المتعلقة بالحياة بعد الولادة التي تخطط لاستخدامها في حياتك؟

تذكرة الخروج:

ما هو دور الله في رعايتك بعد ولادة طفلك؟ ما هو دورك في الاعتناء بنفسك بعد ولادة طفلك؟

نموذج اختبار للمتعلّمين:

ضع دائرة حول الإجابة الصحيحة

1. هناك أربعة أنواع من عنف الشريك الحميم: العنف الجسدي، والعنف الجنسي، والمطاردة/اللمس الجسدي، والعدوان النفسي. [المطاردة]
2. إذا تفاقمت أعراض «الكآبة النفاسية» أو استمرت لمدة تزيد عن أسبوعين، فقد تكون الأم الجديدة مصابة بالفعل بذهان/اكتئاب ما بعد الولادة. [اكتئاب]
3. إذا أدركت الأم أنها تعاني من أعراض اكتئاب ما بعد الولادة، فعليها أن تتجاهل ذلك أو تطلب العناية

الطبية الفورية. [اطلب العناية الطبية الفورية]

4. يعد المشي/الجري تمرينًا خفيفًا يمثل نقطة انطلاق جيدة للنساء بعد ولادة طفلهن اللاتي تمت الموافقة على ممارسة الرياضة من قبل مقدم الرعاية الطبية. [المشي]
5. إذا استأنفت المرأة النشاط البدني أو الجنسي بعد ولادة طفلها وبدأت تشعر بالألم، فعليها أن تتجاهل ذلك وتستمر/توقف فورًا. [توقف فورًا]

املأ الفراغ. يمكن توفير بنك الإجابات، إذا لزم الأمر.

1. ما هي الإساءة التي تحدث في العلاقة الحميمة؟ [عنف الشريك الحميم]
2. إذا كنت ضحية لعنف الشريك الحميم، ماذا يجب أن تفعل؟ [تحدث إلى شخص ما حول هذا الموضوع واحصل على المساعدة.]..
3. ما هي أنواع وسائل تحديد النسل المتاحة والآمنة لك بعد ولادة طفلي؟ [*ستختلف الإجابات حسب الموقع وتوافر الأدوية. يرجى التأكد من أن النساء على دراية بالطرق التي يمكنهن استخدامها بأمان بناءً على موقعك ومدى توفرك.*]
4. خارج مقدم الرعاية الطبية الخاص بك، من غيرك قد يكون مفيدًا إذا وجدت أنك تعاني من «الكآبة النفاسية» أو اكتئاب ما بعد الولادة؟ [الأصدقاء، العائلة، الموظفين، والأشخاص في هذا البرنامج]
5. بعد الولادة القيصرية، ما هو الحد الأدنى لوقت الانتظار قبل استئناف النشاط البدني بمجرد حصولك على موافقة أخصائي الرعاية الصحية؟ [من 6 إلى 8 أسابيع - ولكن اسألي طبيبك.]

الوحدة 6
السنة الأولى للطفل

الوحدة 6: السنة الأولى للطفل

الأسبوع 1: المعايير التنموية للأطفال بعمر شهرين

الكلمات:

معرفي - مرتبط بالتفكير أو العمليات العقلية الواعية

المعيار - مستوى الجودة الذي يمكن استخدامه كمعيار عند مقارنة أشياء أخرى

مواد توضيحية:

- الملصق الخاص بهذا الدرس

الأهداف:

أعرف ما يستطيع معظم الأطفال بعمر شهرين القيام به وفهمه. أعرف ما الذي يجب أن أبحث عنه، إذا كنت أشعر بالقلق من أن طفلي لا يتطور على المسار الصحيح.

معايير:

Centers for Disease Control and Prevention. What is a Developmental Milestone? Retrieved January 1, 2022, from https://www.cdc.gov/ncbddd/actearly/milestones/index.html.

أسئلة ضرورية:

- ما الذي يستطيع طفلي فعله عندما يبلغ من العمر شهرين؟
- ما الذي يمكنني مساعدة طفلي على التعلم والإنجاز عندما يبلغ من العمر شهرين تقريبًا؟
- كيف أعرف متى أتصل بطبيب طفلي بشأن معايير النمو المفقودة؟

الدرس:

الافتتاحية:

اقرأ متى 18: 10 - «انظروا، لا تحتقروا أحد هؤلاء الصغار. لأني أقول لكم: إن ملائكتهم في السماء ينظرون كل حين وجه أبي الذي في السموات.» الأشهر القليلة الأولى مع المولود الجديد صعبة. قد لا تشعرين أنك تستطيعين الحصول على قسط كاف من النوم. قد تكونين منهكة جسديًا بسبب إجهاد الرضاعة الطبيعية، أو التعافي من الولادة، أو محاولة الحفاظ على الأسرة. يعتمد طفلك أو طفلتك الغاليين عليك أنتِ بشكل كامل في هذه المرحلة لتوفير احتياجاتهم. الآن هو الوقت المناسب للبدء في بناء علاقة قوية مع طفلك من خلال رعايته بأفضل طريقة ممكنة. إذا كنت تشعرين بأنك مثقلة بالأعباء، من فضلك اطلبي المساعدة. يمكن للأصدقاء والعائلة أن يكونوا مفيدين للغاية لك في هذه المرحلة.

مواد جديدة:

شهرين: ما يفعله معظم الأطفال في هذا العمر:

اجتماعياً وعاطفياً

- يبدأ بالابتسام للناس
- يمكنه تهدئة نفسه لفترة وجيزة (قد يضع يديه على فمه ويمتص يده)
- يحاول النظر إلى الوالد

اللغة/التواصل

- يصدر أصوات غرغرة وهديل
- يدير رأسه نحو الأصوات

المعرفية (التعلم، التفكير، حل المشكلات)

- يهتم بالوجوه
- يبدأ بمتابعة الأشياء بالعينين والتعرف على الأشخاص عن بعد
- يبدأ بالتصرف بالملل (البكاء، الانزعاج) إذا لم يتغير النشاط

الحركة / التطور الجسدي

- يمكنه رفع رأسه ويبدأ بالدفع إلى الأعلى عند الاستلقاء على البطن
- يقوم بحركات أكثر سلاسة بالذراعين والساقين

تصرفي مبكرًا بالتحدث مع طبيب طفلك إذا كان طفلك:

- لا يستجيب للأصوات العالية
- لا يراقب الأشياء أثناء تحركها
- لا يبتسم للناس
- لا يضع يديه على فمه
- عدم القدرة على رفع الرأس عند الضغط على البطن

<u>للتأكد من الفهم:</u>

اطرح هذه الأسئلة لمساعدة السيدات على تذكر ما يجب أن يكون الطفل في عمر الشهرين قادرًا على فعله:

1. ما هي المهارات الاجتماعية والعاطفية التي يمكنك رؤيتها لدى طفل يبلغ من العمر شهرين؟ [يبتسم، يحاول تهدئة نفسه، يحاول النظر إلى أحد الوالدين]
2. ما هي مهارات التواصل التي يتمتع بها الطفل البالغ من العمر شهرين؟ [هديل، قرقرة، يدير رأسه نحو الأصوات]
3. ما الذي يجب أن تبحث عنه عند الطفل البالغ من العمر شهرين لرؤية التطور المعرفي؟ [ينتبه إلى الوجوه، يبدأ في متابعة الأشياء بعينيه والتعرف على الأشخاص من مسافة بعيدة، يبدأ في الشعور بالملل إذا لم يتغير النشاط]
4. كيف يمكن لطفل عمره شهرين أن يتحرك جسديًا؟ [يمكنه رفع رأسه ويبدأ في الدفع للأعلى عند الاستلقاء على البطن، يقوم بحركات أكثر سلاسة بالذراعين والساقين]
5. ماذا يجب أن تفعلي إذا كان طفلك البالغ من العمر شهرين لا يستجيب للأصوات العالية أو يشاهد الأشياء التي تتحرك أو يبتسم أو لا يضع يديه على فمه أو لا يستطيع رفع رأسه عندما يكون على

رأسه؟ بطنها؟ [التحدث إلى طبيب طفلك.]

المعايير التنموية للأطفال بعمر شهرين

اجتماعياً وعاطفياً

- يبدأ بالابتسام للناس
- يمكنه تهدئة نفسه لفترة وجيزة (قد يضع يديه على فمه ويمتص يده)
- يحاول النظر إلى الوالد

اللغة/التواصل

- يصدر أصوات غرغرة وهديل
- يدير رأسه نحو الأصوات

المعرفية (التعلم، التفكير، حل المشكلات)

- يهتم بالوجوه
- يبدأ بمتابعة الأشياء بالعينين والتعرف على الأشخاص عن بعد
- يبدأ بالتصرف بالملل (البكاء، الانزعاج) إذا لم يتغير النشاط

الحركة / التطور الجسدي

- يمكنه رفع رأسه ويبدأ بالدفع إلى الأعلى عند الاستلقاء على البطن
- يقوم بحركات أكثر سلاسة بالذراعين والساقين

تصرفي مبكرًا بالتحدث مع طبيب طفلك إذا كان طفلك:

- لا يستجيب للأصوات العالية
- لا يراقب الأشياء أثناء تحركها
- لا يبتسم للناس
- لا يضع يديه على فمه
- عدم القدرة على رفع الرأس عند الضغط على البطن

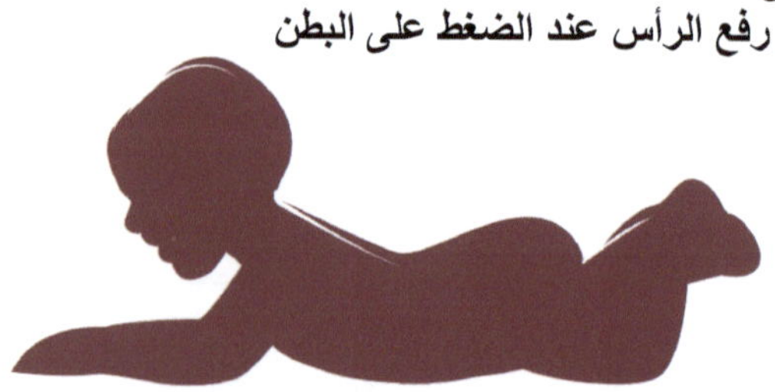

وحدة **6**، الأسبوع **1** من أمهات أصحاء، أطفال أصحاء، مجتمعات صحية

الوحدة 6: السنة الأولى للطفل

الأسبوع 2: المعايير التنموية للأطفال بعمر 4 أشهر

الكلمات:
لا توجد

مواد توضيحية:
- الملصق الخاص بهذا الدرس

الأهداف:
أعرف ما يستطيع معظم الأطفال بعمر 4 أشهر فعله وفهمه. أعرف ما الذي يجب أن أبحث عنه إذا كنت أشعر بالقلق من أن طفلي لا يتطور على المسار الصحيح.

معايير:
Centers for Disease Control and Prevention. What is a Developmental Milestone? Retrieved January 1, 2022, from https://www.cdc.gov/ncbddd/actearly/milestones/index.html.

أسئلة ضرورية:
- ما الذي يستطيع طفلي فعله عندما يبلغ من العمر 4 أشهر؟
- ما الذي يمكنني أن أساعد طفلي على التعلم والإنجاز عندما يبلغ من العمر 4 أشهر تقريبًا؟
- كيف أعرف متى أتصل بطبيب طفلي بشأن معايير النمو المفقودة؟

الدرس:
الافتتاحية:

اقرأ مرقس 9: 36-37 - «وأخذ ولداً وأقامه في وسطهم ثم احتضنه وقال لهم: من قبل واحداً مثل هذا باسمي يقبلني، ومن قبلني، فليس يقبلني أنا، بل الذي أرسلني».
الأطفال من جميع الأعمار فرحة! طفلك البالغ من العمر 4 أشهر سيكون ممتعًا أيضًا!

مواد جديدة:

4 أشهر: ما يفعله معظم الأطفال في هذا العمر:

اجتماعياً وعاطفياً
- يبتسم بشكل عفوي، وخاصة في وجه الناس
- يحب اللعب مع الناس وقد يبكي عند توقف اللعب
- تقليد بعض الحركات وتعبيرات الوجه، مثل التبسم أو العبوس

اللغة/التواصل

- يبدأ بالثرثرة
- ثرثرة بالتعبيرات وتقليد الأصوات التي يسمعها
- البكاء بطرق مختلفة لإظهار الجوع أو الألم أو التعب

المعرفية (التعلم، التفكير، حل المشكلات)

- يتيح لك معرفة ما إذا كان سعيدا أو حزينا
- يستجيب للمودة
- الوصول إلى لعبة بيد واحدة
- يستخدم اليدين والعينين معًا، مثل رؤية لعبة والوصول إليها
- يتابع تحريك الأشياء بالعينين من جانب إلى آخر
- يراقب الوجوه عن كثب
- يتعرف على الأشخاص المألوفين والأشياء عن بعد

الحركة / التطور الجسدي

- يُبقي الرأس ثابتًا وغير مدعوم
- يضغط على الساقين عندما تكون القدمان على سطح صلب
- قد يكون قادراً على التقلب من البطن إلى الخلف
- يمكنه حمل لعبة وهزها والتأرجح على الألعاب المتدلية
- وضع اليدين على الفم
- عند الاستلقاء على البطن، يدفع إلى المرفقين

تصرفي مبكرًا بالتحدث مع طبيب طفلك إذا كان طفلك:

- لا يراقب الأشياء أثناء تحركها
- لا يبتسم للناس
- عدم القدرة على تثبيت الرأس
- لا يصدر أصواتاً أو يصدر أصواتاً
- لا يجلب الأشياء إلى الفم
- لا يضغط بالساقين إلى الأسفل عند وضع القدمين على سطح صلب
- لديه صعوبة في تحريك إحدى عينيه أو كلتيهما في جميع الاتجاهات

<u>للتأكد من الفهم:</u>

اطرح هذه الأسئلة لمساعدة السيدات على تذكر ما يجب أن يكون الطفل بعمر 4 أشهر قادرًا على فعله:

1. ما هي المهارات الاجتماعية والعاطفية التي يمكنك رؤيتها لدى طفل عمره 4 أشهر؟ [يبتسم بشكل عفوي، يحب اللعب مع الناس، قد يبكي عندما يتوقف اللعب، يقلد تعابير الوجه مثل الابتسام والعبوس]
2. ما هي مهارات التواصل التي يمتلكها الطفل البالغ من العمر 4 أشهر؟ [الثرثرة مع التعبير؛ ينسخ الأصوات التي يسمعها؛ البكاء بطرق مختلفة لإظهار الجوع أو الألم أو التعب]
3. ما الذي يجب أن تبحث عنه عند الطفل البالغ من العمر 4 أشهر لرؤية التطور المعرفي؟ [يتيح لك

معرفة ما إذا كان سعيدًا أم حزينًا، يستجيب للعاطفة، يمد يده إلى اللعبة بيد واحدة، يستخدم اليدين والعينين معًا، يتابع تحريك الأشياء بعينيه من جانب إلى آخر، يراقب الوجوه عن كثب، يتعرف على الأشخاص المألوفين والأشياء عن بعد]

4. كيف يمكن لطفل عمره 4 أشهر أن يتحرك جسديا؟ [يثبت رأسه، يدفع ساقيه إلى الأسفل على سطح صلب، قد يتدحرج من بطنه إلى ظهره، يستطيع أن يمسك لعبة ويهزها ويتأرجح على الألعاب المتدلية، يضع يديه على فمه، عندما يرقد على بطنه يستطيع الطفل أن يدفع إلى مرفقيه]
5. ماذا يجب أن تفعل إذا لم يتمكن طفلك البالغ من العمر 4 أشهر من تحقيق هذه الأهداف أو فقد المهارات التي كانت لديه من قبل؟ [التحدث إلى طبيب طفلك.]

المعايير التنموية للأطفال
بعمر 4 أشهر

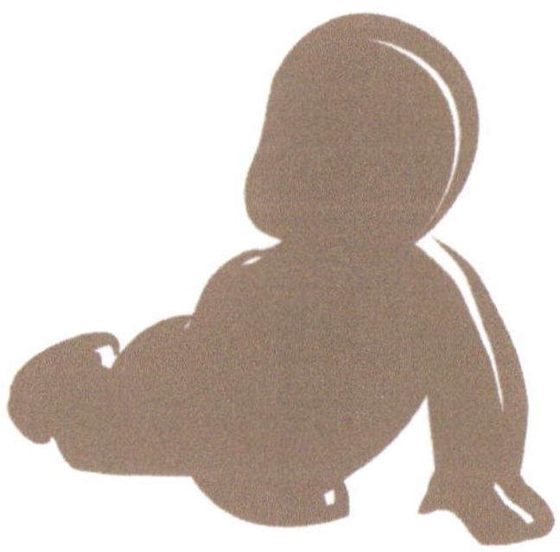

اجتماعياً وعاطفياً

- يبتسم بشكل عفوي، وخاصة في وجه الناس
- يحب اللعب مع الناس وقد يبكي عند توقف اللعب
- تقليد بعض الحركات وتعبيرات الوجه، مثل التبسم أو العبوس

اللغة/التواصل

- يبدأ بالثرثرة
- ثرثرة بالتعبيرات وتقليد الأصوات التي يسمعها
- البكاء بطرق مختلفة لإظهار الجوع أو الألم أو التعب

المعرفية (التعلم، التفكير، حل المشكلات)

- يتيح لك معرفة ما إذا كان سعيدا أو حزينا
- يستجيب للمودة
- الوصول إلى لعبة بيد واحدة
- يستخدم اليدين والعينين معًا، مثل رؤية لعبة والوصول إليها
- يتابع تحريك الأشياء بالعينين من جانب إلى آخر
- يراقب الوجوه عن كثب
- يتعرف على الأشخاص المألوفين والأشياء عن بعد

الحركة / التطور الجسدي

- يُبقي الرأس ثابتًا وغير مدعوم
- يضغط على الساقين عندما تكون القدمان على سطح صلب
- قد يكون قادراً على التقلب من البطن إلى الخلف
- يمكنه حمل لعبة وهزها والتأرجح على الألعاب المتدلية
- وضع اليدين على الفم
- عند الاستلقاء على البطن، يدفع إلى المرفقين

تصرفي مبكرًا بالتحدث مع طبيب طفلك إذا كان طفلك:

- لا يراقب الأشياء أثناء تحركها
- لا يبتسم للناس
- عدم القدرة على تثبيت الرأس
- لا يصدر أصواتاً أو يصدر أصواتاً
- لا يجلب الأشياء إلى الفم
- لا يضغط بالساقين إلى الأسفل عند وضع القدمين على سطح صلب
- لديه صعوبة في تحريك إحدى عينيه أو كلتيهما في جميع الاتجاهات

وحدة 6، الأسبوع 2 من أمهات أصحاء، أطفال أصحاء، مجتمعات صحية

الوحدة 6: السنة الأولى للطفل

الأسبوع 3: المعايير التنموية للأطفال بعمر 6 أشهر

الكلمات:
لا توجد

مواد توضيحية:
- الملصق الخاص بهذا الدرس

الأهداف:
أعرف ما يستطيع معظم الأطفال بعمر 6 أشهر فعله وفهمه. أعرف ما الذي يجب أن أبحث عنه إذا كنت أشعر بالقلق من أن طفلي لا يتطور على المسار الصحيح.

معايير:
Centers for Disease Control and Prevention. What is a Developmental Milestone? Retrieved January 1, 2022, from https://www.cdc.gov/ncbddd/actearly/milestones/index.html.

أسئلة ضرورية:
- ما الذي يستطيع طفلي فعله عندما يبلغ من العمر 6 أشهر؟
- ما الذي يمكنني أن أساعد طفلي على التعلم والإنجاز عندما يبلغ من العمر 6 أشهر تقريبًا؟
- كيف أعرف متى أتصل بطبيب طفلي بشأن معايير النمو المفقودة؟

الدرس:
<u>الافتتاحية:</u>

اقرأ يعقوب ١: ١٧ - «كل عطية صالحة وكل موهبة تامة هي من فوق، نازلة من عند أبي الأنوار، الذي ليس عنده تغيير ولا ظل دوران.»
عندما يكبر الأطفال، يصبحون أكثر تفاعلاً معك ومع الأشخاص الآخرين الذين يرونهم بانتظام. يصبح من الأسهل أن نرى أن الأطفال هم نعمة!

<u>مواد جديدة:</u>

6 أشهر: ما يفعله معظم الأطفال في هذا العمر:

اجتماعياً وعاطفياً
- يعرف الوجوه المألوفة ويبدأ في معرفة ما إذا كان شخص ما غريبًا
- يحب اللعب مع الآخرين، وخاصة الوالدين
- يستجيب لمشاعر الآخرين ويبدو في كثير من الأحيان سعيدا
- يحب النظر إلى نفسه في المرآة

اللغة/التواصل

- يستجيب للأصوات عن طريق إصدار الأصوات
- يجمع حروف العلة معًا عند الثرثرة («آه»، «إيه»، «أوه») ويحب تبادل الأدوار مع الوالدين أثناء إصدار الأصوات
- يستجيب لاسمه
- يصدر أصواتاً لإظهار الفرح والاستياء
- يبدأ بنطق الأصوات الساكنة (الثرثرة بـ «b»، «m»)

المعرفية (التعلم، التفكير، حل المشكلات)

- ينظر حوله إلى الأشياء القريبة
- جلب الأشياء إلى الفم
- يُظهر الفضول تجاه الأشياء ويحاول الحصول على أشياء بعيدة المنال
- يبدأ بتمرير الأشياء من يد إلى أخرى

الحركة / التطور الجسدي

- يتدحرج في كلا الاتجاهين (من الأمام إلى الخلف، ومن الخلف إلى الأمام)
- يبدأ بالجلوس دون دعم
- عند الوقوف، يدعم الوزن على الساقين وقد يرتد
- يتأرجح ذهابًا وإيابًا، وأحيانًا يزحف إلى الخلف قبل المضي قدمًا

تصرف مبكرًا بالتحدث مع طبيب طفلك إذا كان طفلك:

- لا يحاول الحصول على الأشياء التي في متناول يده
- لا يظهر أي عاطفة تجاه مقدمي الرعاية
- لا يستجيب للأصوات المحيطة به
- يواجه صعوبة في إيصال الأشياء إلى الفم
- لا يصدر أصواتًا متحركة («آه»، «إيه»، «أوه»)
- لا يتدحرج في أي اتجاه
- لا يضحك أو يصدر أصوات صرير
- يبدو متيبساً جداً، وعضلاته مشدودة
- تبدو مرنة جدًا، مثل دمية خرقة

<u>للتأكد من الفهم:</u>

اطرح هذه الأسئلة لمساعدة السيدات على تذكر ما يجب أن يكون الطفل بعمر 6 أشهر قادرًا على فعله:

1. ما هي المهارات الاجتماعية والعاطفية التي يمكنك رؤيتها لدى طفل يبلغ من العمر 6 أشهر؟ [يعرف الوجوه المألوفة ويبدأ في معرفة ما إذا كان شخص ما غريبًا؛ يحب اللعب مع الآخرين، وخاصة الوالدين؛ يستجيب لمشاعر الآخرين وغالباً ما يبدو سعيداً؛ يحب النظر إلى نفسه في المرآة]
2. ما هي مهارات التواصل التي يمتلكها الطفل البالغ من العمر 6 أشهر؟ [يستجيب للأصوات عن طريق إصدار الأصوات، يربط حروف العلة معًا عند الثرثرة («آه»، «إيه»، «أوه») يحب التناوب مع

الوالدين أثناء إصدار الأصوات، يستجيب لاسمه، يصدر أصواتًا لإظهار الفرح والاستياء، يبدأ نطق الأصوات الساكنة (الثرثرة بـ «b»، «m»)]

3. ما الذي يجب أن تبحث عنه عند الطفل البالغ من العمر 6 أشهر لرؤية التطور المعرفي؟ [ينظر حوله إلى الأشياء القريبة، يضع الأشياء في فمه، يظهر فضولًا بشأن الأشياء ويحاول الحصول على الأشياء البعيدة عن متناوله، يبدأ في تمرير الأشياء من يد إلى أخرى]
4. كيف يستطيع الطفل البالغ من العمر 6 أشهر أن يتحرك جسديًا؟ [يتدحرج في كلا الاتجاهين (من الأمام إلى الخلف ومن الخلف إلى الأمام)؛ يبدأ بالجلوس دون دعم؛ عند الوقوف، يدعم الوزن على الساقين وقد يرتد؛ الصخور ذهابًا وإيابًا، أحيانًا يزحف إلى الخلف قبل المضي قدمًا]
5. ماذا يجب أن تفعل إذا لم يتمكن طفلك البالغ من العمر 6 أشهر من تحقيق هذه الأهداف أو فقد المهارات التي كانت لديه من قبل؟ [التحدث إلى طبيب طفلك.]

المعايير التنموية للأطفال بعمر 6 أشهر

اجتماعياً وعاطفياً

- يعرف الوجوه المألوفة ويبدأ في معرفة ما إذا كان شخص ما غريبًا
- يحب اللعب مع الآخرين، وخاصة الوالدين
- يستجيب لمشاعر الآخرين ويبدو في كثير من الأحيان سعيدا
- يحب النظر إلى نفسه في المرآة

اللغة/التواصل

- يستجيب للأصوات عن طريق إصدار الأصوات
- يجمع حروف العلة معًا عند الثرثرة («آه»، «إيه»، «أوه») ويحب تبادل الأدوار مع الوالدين أثناء إصدار الأصوات
- يستجيب لاسمه
- يصدر أصواتاً لإظهار الفرح والاستياء
- يبدأ بنطق الأصوات الساكنة (الثرثرة بـ «b»، «m»)

المعرفية (التعلم، التفكير، حل المشكلات)

- ينظر حوله إلى الأشياء القريبة
- جلب الأشياء إلى الفم
- يُظهر الفضول تجاه الأشياء ويحاول الحصول على أشياء بعيدة المنال
- يبدأ بتمرير الأشياء من يد إلى أخرى

الحركة / التطور الجسدي

- يتدحرج في كلا الاتجاهين (من الأمام إلى الخلف، ومن الخلف إلى الأمام)
- يبدأ بالجلوس دون دعم
- عند الوقوف، يدعم الوزن على الساقين وقد يرتد
- يتأرجح ذهابًا وإيابًا، وأحيانًا يزحف إلى الخلف قبل المضي قدمًا

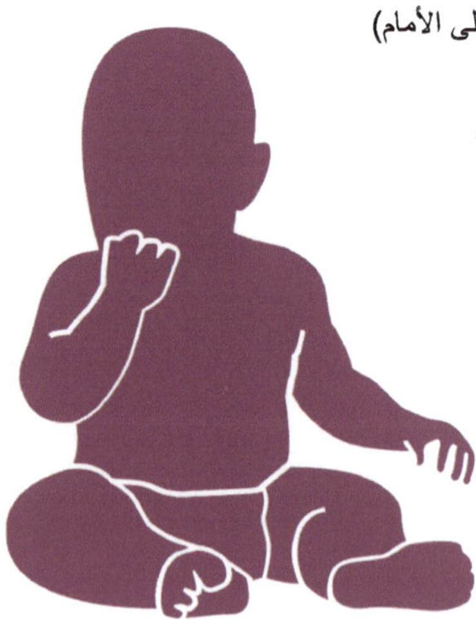

تصرف مبكرًا بالتحدث مع طبيب طفلك إذا كان طفلك:

- لا يحاول الحصول على الأشياء التي في متناول يده
- لا يظهر أي عاطفة تجاه مقدمي الرعاية
- لا يستجيب للأصوات المحيطة به
- يواجه صعوبة في إيصال الأشياء إلى الفم
- لا يصدر أصواتًا متحركة («آه»، «إيه»، «أوه»)
- لا يتدحرج في أي اتجاه
- لا يضحك أو يصدر أصوات صرير
- يبدو متيبساً جداً، وعضلاته مشدودة
- تبدو مرنة جدًا، مثل دمية خرقة

وحدة 6، الأسبوع 3 من أمهات أصحاء، أطفال أصحاء، مجتمعات صحية

الوحدة 6: السنة الأولى للطفل

الأسبوع 4: المعايير التنموية للأطفال بعمر 9 أشهر

الكلمات:
لا توجد

مواد توضيحية:
- الملصق الخاص بهذا الدرس

الأهداف:
أعرف ما يستطيع معظم الأطفال بعمر 9 أشهر فعله وفهمه. أعرف ما الذي يجب أن أبحث عنه إذا كنت أشعر بالقلق من أن طفلي لا يتطور على المسار الصحيح.

معايير:
Centers for Disease Control and Prevention. What is a Developmental Milestone? Retrieved January 1, 2022, from https://www.cdc.gov/ncbddd/actearly/milestones/index.html.

أسئلة ضرورية:
- ما الذي يستطيع طفلي فعله عندما يبلغ من العمر 9 أشهر؟
- ما الذي يمكنني مساعدة طفلي على التعلم والإنجاز عندما يبلغ من العمر 9 أشهر تقريبًا؟
- كيف أعرف متى أتصل بطبيب طفلي بشأن معايير النمو المفقودة؟

الدرس:
<u>الافتتاحية:</u>

اقرأ يعقوب ١: ٢٧ - «الديانة الطاهرة النقية عند الله الآب هي هذه: افتقاد الأيتام والأرامل في ضيقتهم، وحفظ الإنسان نفسه بلا دنس من العالم».
ليس من السهل أن يبقى الإنسان خاليًا من العالم. ماذا يمكنك أن تفعل لتحقيق هذا الهدف؟ هل تعرف أي أيتام أو أرامل يمكنك زيارتهم ودعمهم؟

<u>مواد جديدة:</u>

9 أشهر: ما يفعله معظم الأطفال في هذا العمر:

اجتماعياً وعاطفياً
- قد يخاف من الغرباء
- ربما يكون متشبثًا بالبالغين المألوفين
- لديه ألعاب مفضلة

اللغة/التواصل
- يفهم «لا»

- يُصدر الكثير من الأصوات المختلفة مثل «mamamama» و«babababababa»
- نسخ أصوات وإيماءات الآخرين
- يستخدم الأصابع للإشارة إلى الأشياء

المعرفية (التعلم، التفكير، حل المشكلات)
- يراقب مسار الشيء أثناء سقوطه
- يبحث عن الأشياء التي يرى أنك تخفيها
- يلعب «نظرة خاطفة» (لعبة الإستغماء: وضع اليدين على الوجه وإزالتهما)
- يضع الأشياء في فمه
- يحرك الأشياء بسلاسة من يد إلى أخرى
- يلتقط أشياء مثل حبوب الإفطار بين الإبهام والسبابة

الحركة / التطور الجسدي
- يقف متمسكًا
- يستطيع الدخول في وضعية الجلوس
- يجلس دون دعم
- يشد نفسه للوقوف
- يزحف

تصرف مبكرًا بالتحدث مع طبيب طفلك إذا كان طفلك:
- لا يتحمل الوزن على الساقين مع الدعم
- لا يجلس مع المساعدة
- لا يثرثر («ماما»، «بابا»، «دادا»)
- لا يلعب أي ألعاب تتضمن اللعب ذهابًا وإيابًا
- لا يستجيب لاسمه
- لا يبدو أنه يتعرف على الأشخاص المألوفين
- لا ينظر إلى المكان الذي تشير إليه
- لا ينقل الألعاب من يد إلى أخرى

<u>للتأكد من الفهم:</u>

اطرح هذه الأسئلة لمساعدة السيدات على تذكر ما يجب أن يكون الطفل البالغ من العمر 9 أشهر قادرًا على فعله:

1. ما هي المهارات الاجتماعية والعاطفية التي يمكنك رؤيتها لدى طفل يبلغ من العمر 9 أشهر؟ [قد يخاف من الغرباء، قد يكون متعلقًا بالبالغين المألوفين، لديه ألعاب مفضلة]
2. ما هي مهارات التواصل التي يمتلكها الطفل البالغ من العمر 9 أشهر؟ [يفهم كلمة «لا»، ويصدر الكثير من الأصوات المختلفة مثل «ماماماماما» و»باباباباب»، يقلد أصوات وإيماءات الآخرين، يستخدم الأصابع للإشارة إلى الأشياء]
3. ما الذي يجب أن تبحث عنه عند الطفل البالغ من العمر 9 أشهر لرؤية التطور المعرفي؟ [يراقب مسار

شيء ما أثناء سقوطه، يبحث عن الأشياء التي يراك تخفيها، يلعب لعبة الاستغماء، يضع الأشياء في فمه، يحرك الأشياء بسلاسة من يد إلى أخرى، يلتقط أشياء مثل الحبوب بين الإبهام والسبابة]

4. كيف يستطيع الطفل البالغ من العمر 9 أشهر أن يتحرك جسديًا؟ [يقف متمسكًا؛ يمكنه اتخاذ وضعية الجلوس، الجلوس دون دعم، الشد للوقوف، الزحف]
5. ماذا يجب أن تفعل إذا لم يتمكن طفلك البالغ من العمر 9 أشهر من تحقيق هذه الأهداف أو فقد المهارات التي كانت لديه من قبل؟ [التحدث إلى طبيب طفلك.]

المعايير التنموية للأطفال
بعمر 9 أشهر

اجتماعياً وعاطفياً

- قد يخاف من الغرباء
- ربما يكون متشبثًا بالبالغين المألوفين
- لديه ألعاب مفضلة

اللغة/التواصل

- يفهم «لا»
- يُصدر الكثير من الأصوات المختلفة مثل «mamamama» و«babababababa»
- نسخ أصوات وإيماءات الآخرين
- يستخدم الأصابع للإشارة إلى الأشياء

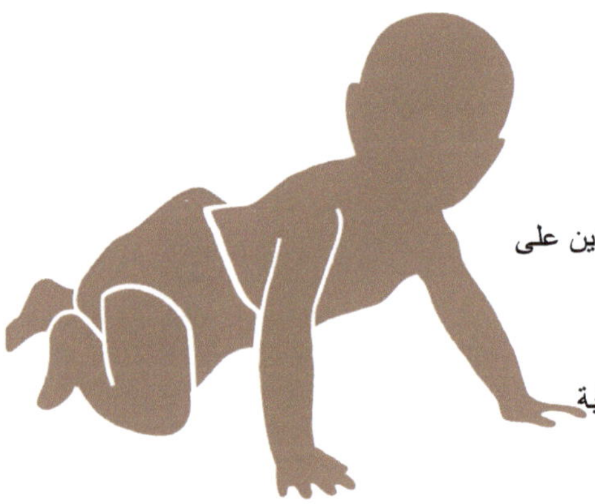

المعرفية (التعلم، التفكير، حل المشكلات)

- يراقب مسار الشيء أثناء سقوطه
- يبحث عن الأشياء التي يرى أنك تخفيها
- يلعب «نظرة خاطفة» (لعبة الإستغماء: وضع اليدين على الوجه وإزالتهما)
- يضع الأشياء في فمه
- يحرك الأشياء بسلاسة من يد إلى أخرى
- يلتقط أشياء مثل حبوب الإفطار بين الإبهام والسبابة

الحركة / التطور الجسدي

- يقف متمسكًا
- يستطيع الدخول في وضعية الجلوس
- يجلس دون دعم
- يشد نفسه للوقوف
- يزحف

تصرف مبكرًا بالتحدث مع طبيب طفلك إذا كان طفلك:

- لا يتحمل الوزن على الساقين مع الدعم
- لا يجلس مع المساعدة
- لا يثرثر («ماما»، «بابا»، «دادا»)
- لا يلعب أي ألعاب تتضمن اللعب ذهابًا وإيابًا
- لا يستجيب لاسمه
- لا يبدو أنه يتعرف على الأشخاص المألوفين
- لا ينظر إلى المكان الذي تشير إليه
- لا ينقل الألعاب من يد إلى أخرى

الوحدة 6: السنة الأولى للطفل

الأسبوع 5: المعايير التنموية للأطفال بعمر 12 شهر

الكلمات:
لا توجد

مواد توضيحية:
- الملصق الخاص بهذا الدرس

الأهداف:
أعرف ما يستطيع معظم الأطفال بعمر 12 شهرًا فعله وفهمه. أعرف ما الذي يجب أن أبحث عنه إذا كنت أشعر بالقلق من أن طفلي لا يتطور على المسار الصحيح.

معايير:
Centers for Disease Control and Prevention. What is a Developmental Milestone? Retrieved January 1, 2022, from https://www.cdc.gov/ncbddd/actearly/milestones/index.html.

أسئلة ضرورية:
ما الذي يستطيع طفلي فعله عند عمر 12 شهرًا؟
ما الذي يمكنني مساعدة طفلي على التعلم والإنجاز عندما يبلغ من العمر 12 شهرًا تقريبًا؟
كيف أعرف متى أتصل بطبيب طفلي بشأن معايير النمو المفقودة؟

الدرس:
الافتتاحية:

اقرأ إشعياء 66: 13 ـ «كانسان تعزيه امه هكذا اعزيكم انا وفي اورشليم تعزون.»
عندما يصبح طفلك أكثر نشاطًا في الزحف وربما حتى المشي، قد تحتاجين إلى تهدئة طفلك لأنه يصاب بصدمات وكدمات جديدة!

مواد جديدة:

12 شهرًا = سنة واحدة: ما يفعله معظم الأطفال في هذا العمر:

اجتماعياً وعاطفياً
- يشعر بالخجل أو التوتر مع الغرباء
- البكاء عندما تغادر الأم أو الأب
- لديه الأشياء والأشخاص المفضلين
- يظهر الخوف في بعض المواقف
- يسلمك كتابا عندما يريد سماع قصة
- يكرر الأصوات أو الإجراءات لجذب الانتباه
- يمد ذراعه أو ساقه للمساعدة في ارتداء الملابس

- يلعب ألعابًا مثل «الاستغماء» و»بات-آ-كيك» (ألعاب حركة اليدين مع أغنية)

اللغة/التواصل
- يستجيب للطلبات المنطوقة البسيطة
- يستخدم إيماءات بسيطة، مثل هز الرأس بكلمة «لا» أو التلويح بكلمة «وداعًا»
- يُصدر أصواتًا مع تغيرات في النغمة (الأصوات أشبه بالكلام)
- يقول «ماما» و»بابا» ويطلق صيحات تعجب مثل «آه!»
- يحاول أن يقول الكلمات التي تقولها

المعرفية (التعلم، التفكير، حل المشكلات)
- يستكشف الأشياء بطرق مختلفة، مثل الهز أو الضرب أو الرمي
- يجد الأشياء المخفية بسهولة
- ينظر إلى الصورة أو الشيء الصحيح عند ذكر اسمه
- نسخ الإيماءات
- يبدأ في استخدام الأشياء بشكل صحيح. على سبيل المثال، يشرب من كوب، ويمشط الشعر
- ضجيج شيئين معًا
- يضع الأشياء في حاوية، ويخرج الأشياء من الحاوية
- يترك الأمور تسير دون مساعدة
- النقر بالسبابة .
- يتبع توجيهات بسيطة مثل «التقط اللعبة»

الحركة / التطور الجسدي
- الوصول إلى وضعية الجلوس دون مساعدة
- يشد نفسه للوقوف، ويمشي ممسكًا بالأثاث («التجول»)
- قد يخطو بضع خطوات دون الثبات
- قد يقف بمفرده

تصرف مبكرًا بالتحدث مع طبيب طفلك إذا كان طفلك:
- لا يزحف
- لا يمكنه الوقوف عند دعمه
- لا يبحث عن الأشياء التي يرى أنك تخفينها
- لا يقول كلمات مفردة مثل «ماما» أو «بابا»
- لا يتعلم الإيماءات مثل التلويح أو هز رأسه
- لا يشير إلى الأشياء
- يفقد المهارات التي كان يمتلكها من قبل

للتأكد من الفهم:

اطرح هذه الأسئلة لمساعدة السيدات على تذكر ما يجب أن يكون الأطفال بعمر 12 شهرًا قادرين على فعله:

1. ما هي المهارات الاجتماعية والعاطفية التي يمكنك رؤيتها لدى طفل يبلغ من العمر 12 شهرًا؟ [يشعر بالخجل أو التوتر مع الغرباء، يبكي عندما تغادر أمه أو أبيه، لديه أشياء وأشخاص مفضلون، يظهر خوفًا في بعض المواقف، يسلمك كتابًا عندما يريد سماع قصة، يكرر الأصوات أو الإجراءات لجذب الانتباه، يخرج ذراعه أو ساقه للمساعدة في ارتداء الملابس، يلعب ألعابًا مثل «الاستغماء» أو «بات آه كيك»]
2. ما هي مهارات التواصل التي يتمتع بها الطفل البالغ من العمر 12 شهرًا؟ [يستجيب للطلبات المنطوقة البسيطة؛ يستخدم إيماءات بسيطة، مثل هز الرأس بكلمة «لا» أو التلويح بكلمة «وداعًا»؛ يُصدر أصواتًا مع تغيرات في النغمة (يبدو أشبه بالكلام)؛ يقول «ماما» و»بابا» ويطلق صيحات تعجب مثل «آه!»؛ يحاول أن يقول الكلمات التي تقولها]
3. ما الذي يجب أن تبحث عنه عند الطفل البالغ من العمر 12 شهرًا لرؤية التطور المعرفي؟ [يستكشف الأشياء بطرق مختلفة، مثل الهز، الضرب، الرمي؛ يجد الأشياء المخفية بسهولة؛ ينظر إلى الصورة أو الشيء الصحيح عند تسميته؛ نسخ الإيماءات؛ يبدأ في استخدام الأشياء بشكل صحيح: على سبيل المثال - يشرب من الكوب، يمشط الشعر؛ يضرب شيئين معًا؛ يضع الأشياء في حاوية، يخرج الأشياء من الحاوية؛ يترك الأمور تسير دون مساعدة؛ النقر بإصبع السبابة ؛ يتبع توجيهات بسيطة مثل «التقط اللعبة»]
4. كيف يمكن لطفل عمره 12 شهراً أن يتحرك جسدياً؟ [يصل إلى وضعية الجلوس دون مساعدة؛ يشد نفسه للوقوف، يمشي ممسكًا بالأثاث («التجول»)؛ وقد يخطو بضع خطوات دون التمسك؛ قد يقف بمفرده]
5. ماذا يجب أن تفعل إذا لم يتمكن طفلك البالغ من العمر 12 شهرًا من تحقيق هذه الأهداف أو فقد المهارات التي كانت لديه من قبل؟ [التحدث إلى طبيب طفلك.]

المعايير التنموية للأطفال بعمر 12 شهر

تصرف مبكرًا بالتحدث مع طبيب طفلك إذا كان طفلك لا يزحف، لا يمكنه الوقوف عند دعمه، لا يبحث عن الأشياء التي يرى أنك تخفينها، لا يقول كلمات مفردة مثل «ماما» أو «بابا»، لا يتعلم الإيماءات مثل التلويح أو هز رأسه، لا يشير إلى الأشياء، يفقد المهارات التي كان يمتلكها من قبل

اجتماعياً وعاطفياً

- يشعر بالخجل أو التوتر مع الغرباء
- البكاء عندما تغادر الأم أو الأب
- لديه الأشياء والأشخاص المفضلين
- يظهر الخوف في بعض المواقف
- يسلمك كتابا عندما يريد سماع قصة
- يكرر الأصوات أو الإجراءات لجذب الانتباه
- يمد ذراعه أو ساقه للمساعدة في ارتداء الملابس
- يلعب ألعابًا مثل «الاستغماء» و»بات-آ-كيك» (ألعاب حركة اليدين مع أغنية)

اللغة/التواصل

- يستجيب للطلبات المنطوقة البسيطة
- يستخدم إيماءات بسيطة، مثل هز الرأس بكلمة «لا» أو التلويح بكلمة «وداعًا»
- يُصدر أصواتًا مع تغيرات في النغمة (الأصوات أشبه بالكلام)
- يقول «ماما» و»بابا» ويطلق صيحات تعجب مثل «آه!»
- يحاول أن يقول الكلمات التي تقولها

المعرفية (التعلم، التفكير، حل المشكلات)

- يستكشف الأشياء بطرق مختلفة، مثل الهز أو الضرب أو الرمي
- يجد الأشياء المخفية بسهولة
- ينظر إلى الصورة أو الشيء الصحيح عند ذكر اسمه
- نسخ الإيماءات
- يبدأ في استخدام الأشياء بشكل صحيح. على سبيل المثال، يشرب من كوب، ويمشط الشعر
- ضجيج شيئين معًا
- يضع الأشياء في حاوية، ويخرج الأشياء من الحاوية
- يترك الأمور تسير دون مساعدة
- النقر بالسبابة.
- يتبع توجيهات بسيطة مثل «التقط اللعبة»

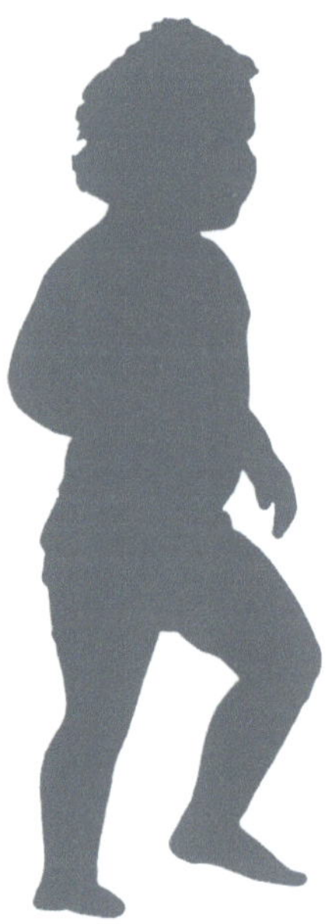

الحركة / التطور الجسدي

- الوصول إلى وضعية الجلوس دون مساعدة
- يشد نفسه للوقوف، ويمشي ممسكًا بالأثاث («التجول»)
- قد يخطو بضع خطوات دون الثبات
- قد يقف بمفرده

وحدة 6، الأسبوع 5 من أمهات أصحاء، أطفال أصحاء، مجتمعات صحية

الوحدة 6: السنة الأولى للطفل

الأسبوع 6: وضع كل شيء معاً

الكلمات:
لا توجد

مواد توضيحية:
- الملصقات الخاصة بالوحدة 6

الأهداف:
أعرف المعالم التنموية التي يمكن لطفلي ويجب أن يصل إليها خلال السنة الأولى من حياته. أعرف متى يجب أن أطلب المشورة من الطبيب فيما يتعلق بالمراحل المفقودة. أعرف كيف أساعد طفلي على البقاء على المسار الصحيح فيما يتعلق بمعايير النمو الاجتماعي/العاطفي، التواصل، المعرفي، والجسدي.

معايير:
Centers for Disease Control and Prevention. What is a Developmental Milestone? Retrieved January 1, 2022, from https://www.cdc.gov/ncbddd/actearly/milestones/index.html.

أسئلة ضرورية:
- ما هي معايير النمو التي من المهم أن يحققها طفلي؟
- كيف أعرف متى يجب أن أشارك طبيبي مخاوفي بشأن المعايير التي لم يتم تجاوزها؟

الدرس:

مراجعة:

تأكد من توفر جميع الملصقات خلال هذه الدروس ومراجعتها الآن. ليس من السهل على معظم الأشخاص تتبع هذه المعايير التنموية إذا لم يكن طفلهم في مرحلة النمو المذكورة أو يقترب منها. ومن المهم أن تكون هذه الملصقات مرجعية للنساء عند اقتراب أطفالهن وبلوغهم الأعمار المذكورة.

تطبيق:

اسأل النساء هذه الأسئلة:
- ما هي في نظرك المعلومات الأكثر فائدة من هذه الدروس بالنسبة لك الآن؟
- كيف تخططين للمساعدة في إبقاء طفلك على المسار الصحيح لنموه؟
- (هذا هو الوقت المناسب لمشاركة أي أفكار لأنشطة الأطفال بين الأمهات).

تذكرة الخروج:

اسأل النساء هذه الأسئلة:

- كيف يهيئك الله لتكوني أفضل أم لطفلك؟
- كيف استخدم الله هذه الدروس ليساعدك على أن تكوني أمًا صالحة؟
- ما هي الطرق الأخرى التي أعدك بها الله لطفلك؟

نموذج اختبار للمتعلِّمين:

لن أقوم بتضمين أو أوصي بإجراء اختبار لهذا لأنه يحتوي على الكثير من المعلومات التي يتم تغطيتها وتذكر كل التفاصيل ليس بنفس الأهمية حتى يدخل طفل الأم إلى سن معينة من التطور.

الوحدة 7
نمو الطفل في مراحل الطفولة المختلفة

الوحدة 7: نمو الطفل في مراحل الطفولة المختلفة

الأسبوع 1: المعايير التنموية للأطفال بعمر 18 شهر

الكلمات:
لا توجد

مواد توضيحية:
- الملصق الخاص بهذا الدرس

الأهداف:
أعرف ما يستطيع معظم الأطفال بعمر 18 شهرًا فعله وفهمه. أعرف ما الذي يجب أن أبحث عنه إذا كنت أشعر بالقلق من أن طفلي لا يتطور على المسار الصحيح.

معايير:
Centers for Disease Control and Prevention. What is a Developmental Milestone? Retrieved January 1, 2022, from https://www.cdc.gov/ncbddd/actearly/milestones/index.html.

أسئلة ضرورية:
- ما الذي يستطيع طفلي فعله في عمر 18 شهرًا؟
- ما الذي يمكنني أن أساعد طفلي على التعلم والإنجاز عندما يبلغ من العمر 18 شهرًا تقريبًا؟
- كيف أعرف متى أتصل بطبيب طفلي بشأن معايير النمو المفقودة؟

الدرس:

الافتتاحية:

اقرأ أمثال 31: 25 - « العز والبهاء لباسها وتضحك على الزمن الاتي.» المرأة الموصوفة هنا هي زوجة، أم، وسيدة أعمال جيدة الإعداد. نأمل أن تساعدك هذه الدورة على الشعور بالاستعداد بشكل أفضل كأم حتى تتمكني من الضحك على الزمن الآتي أيضًا!

مواد جديدة:

18 شهرًا: ما يفعله معظم الأطفال في هذا العمر:

اجتماعياً وعاطفياً
- يحب تسليم الأشياء للآخرين كلعبة
- قد يصاب بنوبات غضب
- قد يخاف من الغرباء
- يظهر المودة للأشخاص المألوفين
- يلعب تمثيلاً بسيطًا، مثل إطعام الدمية
- قد يتشبث بمقدمي الرعاية في المواقف الجديدة
- يشير ليظهر للآخرين شيئا مثيرا للاهتمام
- يستكشف بمفرده ولكن مع وجود أحد الوالدين بالقرب منه

اللغة/التواصل

- يقول عدة كلمات مفردة
- يقول ويهز رأسه «لا»
- يشير ليظهر لشخص ما، ما يريده

المعرفية (التعلم، التفكير، حل المشكلات)

- يعرف الغرض من الأشياء العادية؛ على سبيل المثال، الهاتف، الفرشاة، الملعقة، الخ.
- يشير لجذب انتباه الآخرين
- يُظهر الاهتمام بالدمية أو الحيوان المحشو من خلال التظاهر بإطعامه
- يشير إلى جزء واحد من الجسم
- الشخبطة من تلقاء نفسه
- يمكن أن يتبع الأوامر اللفظية خطوة واحدة دون أي إيماءات. على سبيل المثال، يجلس عندما تقول «اجلس»

الحركة / التطور الجسدي

- يمشي بمفرده
- قد يصعد على الدرج ويجري
- يسحب الألعاب أثناء المشي
- يمكنه المساعدة في خلع ملابسه بنفسه
- يشرب من كوب
- يأكل بالملعقة

تصرف مبكرًا بالتحدث مع طبيب طفلك إذا كان طفلك:

- لا يشير إلى إظهار الأشياء للآخرين
- لا يستطيع المشي
- لا يعرف الغرض من الأشياء المألوفة
- لا يقلد الآخرين
- لا يكتسب كلمات جديدة
- ألا يكتسب على 6 كلمات على الأقل
- لا يلاحظ أو يمانع عندما يغادر مقدم الرعاية أو يعود
- يفقد المهارات التي كان يتمتع بها من قبل

<u>للتأكد من الفهم:</u>

اطرح هذه الأسئلة لمساعدة السيدات على تذكر ما يجب أن يكون الأطفال بعمر 18 شهرًا قادرين على فعله:

1. ما هي المهارات الاجتماعية والعاطفية التي يمكنك رؤيتها لدى طفل يبلغ من العمر 18 شهرًا؟
[يحب تسليم الأشياء للآخرين كلعبة؛ قد يكون لديه نوبات غضب. قد يخاف من الغرباء. يظهر المودة للأشخاص المألوفين؛ يلعب تمثيلًا بسيطًا، مثل إطعام دمية؛ قد يتشبث بمقدمي الرعاية في المواقف

الجديدة؛ يشير إلى إظهار شيء مثير للاهتمام للآخرين؛ يستكشف بمفرده ولكن مع أحد الوالدين بالقرب منه]

2. ما هي مهارات التواصل التي يتمتع بها الطفل البالغ من العمر 18 شهرًا؟ [يقول عدة كلمات واحدة؛ يقول ويهز رأسه «لا»؛ يشير إلى إظهار شيء يريده]
3. ما الذي يجب أن تبحث عنه عند الطفل البالغ من العمر 18 شهرًا لرؤية التطور المعرفي؟ [يعرف الغرض من الأشياء العادية (على سبيل المثال، الهاتف، الفرشاة، الملعقة، إلخ)؛ يشير لجذب انتباه الآخرين؛ يُظهر اهتمامًا بالدمية أو الحيوان المحشو من خلال التظاهر بالإطعام؛ يشير إلى جزء واحد من الجسم؛ الشخبطة من تلقاء نفسه. يمكنه اتباع الأوامر اللفظية المكونة من خطوة واحدة دون أي إيماءات (على سبيل المثال، الجلوس عندما تقول «اجلس»)]
4. كيف يمكن لطفل عمره 18 شهراً أن يتحرك جسدياً؟ [يمشي بمفرده، قد يمشي ويركض، يسحب الألعاب أثناء المشي، يمكنه المساعدة في خلع ملابسه، يشرب من كوب، يأكل بالملعقة]
5. ماذا يجب أن تفعل إذا لم يتمكن طفلك البالغ من العمر 18 شهرًا من تحقيق هذه الأهداف أو فقد المهارات التي كانت لديه من قبل؟ [التحدث إلى طبيب طفلك.]

المعايير التنموية للأطفال بعمر 18 شهر

اجتماعياً وعاطفياً

- يحب تسليم الأشياء للآخرين كلعبة
- قد يصاب بنوبات غضب
- قد يخاف من الغرباء
- يظهر المودة للأشخاص المألوفين
- يلعب تمثيلاً بسيطًا، مثل إطعام الدمية
- قد يتشبث بمقدمي الرعاية في المواقف الجديدة
- يشير ليظهر للآخرين شيئا مثيرا للاهتمام
- يستكشف بمفرده ولكن مع وجود أحد الوالدين بالقرب منه

اللغة/التواصل

- يقول عدة كلمات مفردة
- يقول ويهز رأسه «لا»
- يشير ليظهر لشخص ما، ما يريده
- المعرفية (التعلم، التفكير، حل المشكلات)
- يعرف الغرض من الأشياء العادية؛ على سبيل المثال، الهاتف، الفرشاة، الملعقة، الخ.
- يشير لجذب انتباه الآخرين
- يُظهر الاهتمام بالدمية أو الحيوان المحشو من خلال التظاهر بإطعامه
- يشير إلى جزء واحد من الجسم
- الشخبطة من تلقاء نفسه
- يمكن أن يتبع الأوامر اللفظية خطوة واحدة دون أي إيماءات. على سبيل المثال، يجلس عندما تقول «اجلس»

اللغة/التواصل

- يقول عدة كلمات مفردة
- يقول ويهز رأسه «لا»
- يشير ليظهر لشخص ما، ما يريده

الحركة / التطور الجسدي

- يمشي بمفرده
- قد يصعد على الدرج ويجري
- يسحب الألعاب أثناء المشي
- يمكنه المساعدة في خلع ملابسه بنفسه
- يشرب من كوب
- يأكل بالملعقة

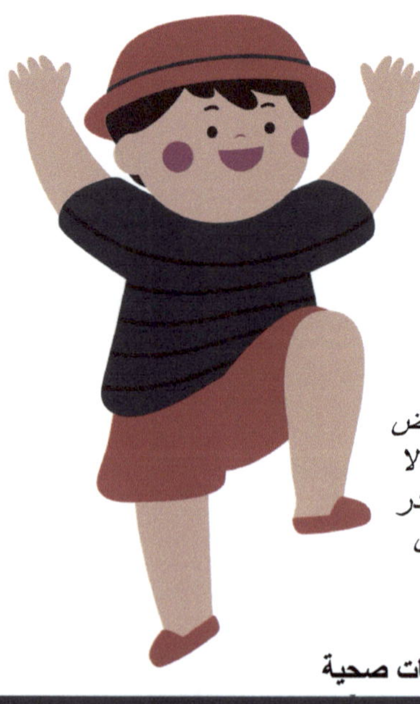

تصرف مبكرًا بالتحدث مع طبيب طفلك إذا كان طفلك لا يشير إلى إظهار الأشياء للآخرين، لا يستطيع المشي، لا يعرف الغرض من الأشياء المألوفة، لا يقلد الآخرين، لا يكتسب كلمات جديدة، لا يكتسب على 6 كلمات على الأقل، لا يلاحظ أو يمانع عندما يغادر مقدم الرعاية أو يعود، يفقد المهارات التي كان يتمتع بها من قبل

وحدة 7، الأسبوع 1 من أمهات أصحاء، أطفال أصحاء، مجتمعات صحية

الوحدة 7: نمو الطفل في مراحل الطفولة المختلفة

الأسبوع 2: المعايير التنموية للأطفال بعمر سنتين

الكلمات:
لا توجد

مواد توضيحية:
- الملصق الخاص بهذا الدرس

الأهداف:
أعرف ما يستطيع معظم الأطفال في عمر السنتين فعله وفهمه. أعرف ما الذي يجب أن أبحث عنه إذا كنت أشعر بالقلق من أن طفلي لا يتطور على المسار الصحيح.

معايير:
Centers for Disease Control and Prevention. What is a Developmental Milestone? Retrieved January 1, 2022, from https://www.cdc.gov/ncbddd/actearly/milestones/index.html.

أسئلة ضرورية:
- ما الذي يستطيع طفلي فعله عندما يبلغ من العمر عامين؟
- ما الذي يمكنني أن أساعد طفلي على التعلم والإنجاز عندما يبلغ من العمر عامين تقريبًا؟
- كيف أعرف متى أتصل بطبيب طفلي بشأن معايير النمو المفقودة؟

الدرس:

<u>الافتتاحية:</u>

اقرأ أمثال 31: 28-29 - « يقوم اولادها ويطوبونها، زوجها ايضا فيمدحها. 29 بنات كثيرات عملن فضلا اما انت ففقت عليهن جميعا.»
المرأة الموصوفة هنا هي نموذج للنساء في جميع أنحاء العالم. ما مدى روعة سماع هذه الكلمات من زوجك وأطفالك؟

<u>مواد جديدة:</u>

سنتين: ما يفعله معظم الأطفال في هذا العمر:

اجتماعياً وعاطفياً
- يقلد الآخرين، وخاصة البالغين والأطفال الأكبر سنا
- يشعر بالإثارة عندما يكون مع أطفال آخرين
- يظهر المزيد والمزيد من الاستقلال
- يظهر سلوكًا متحديًا (يفعل ما يُطلب منه ألا يفعله)
- يلعب بشكل أساسي بجانب الأطفال الآخرين، ولكنه يبدأ في إشراك أطفال آخرين، كما هو الحال في ألعاب المطاردة

اللغة/التواصل

- يشير إلى الأشياء أو الصور عند تسميتها
- يعرف أسماء الأشخاص المألوفين وأجزاء الجسم
- يقول جملاً مكونة من 2 إلى 4 كلمات
- يتبع التعليمات البسيطة
- يكرر الكلمات المسموعة في المحادثة
- يشير إلى الأشياء الموجودة في الكتاب

المعرفية (التعلم، التفكير، حل المشكلات)

- يجد الأشياء حتى عندما تكون مخفية تحت غطاءين أو ثلاثة
- يبدأ بفرز الأشكال والألوان
- إكمال الجمل والقوافي في الكتب المألوفة
- يلعب ألعابًا خيالية بسيطة
- يبني أبراجًا مكونة من 4 كتل أو أكثر
- قد يستخدم يداً واحدة أكثر من الأخرى
- يتبع تعليمات مكونة من خطوتين مثل «التقط حذائك وضعه في الخزانة».
- يقوم بتسمية العناصر الموجودة في كتاب مصور مثل قطة أو طائر أو كلب
- الحركة / التطور الجسدي

يقف على رؤوس أصابعه

- يركل الكرة
- يبدأ التشغيل
- يصعد وينزل من الأثاث دون مساعدة
- يمشي صعوداً ونزولاً على الدرج متمسكاً به
- رمي الكرة من أعلى
- عمل أو نسخ خطوط ودوائر مستقيمة

تصرف مبكرًا بالتحدث مع طبيب طفلك إذا كان طفلك:

- لا يستخدم عبارات مكونة من كلمتين (على سبيل المثال، «شرب الحليب»)
- لا يعرف ماذا يفعل بالأشياء الشائعة، مثل الفرشاة، أو الهاتف، أو الشوكة، أو الملعقة
- لا ينسخ الأفعال والكلمات
- لا يتبع التعليمات البسيطة
- لا يمشي بثبات
- تفقد المهارات التي كانت تمتلكها من قبل

<u>للتأكد من الفهم:</u>

اطرح هذه الأسئلة لمساعدة السيدات على تذكر ما يجب أن يكون الأطفال في عمر السنتين قادرين على فعله:

1. ما هي المهارات الاجتماعية والعاطفية التي يمكنك رؤيتها لدى طفل يبلغ من العمر عامين؟ [يقلد الآخرين، وخاصة البالغين والأطفال الأكبر سنا؛ يصبح متحمسًا عندما يكون مع أطفال آخرين؛ يظهر

المزيد والمزيد من الاستقلال. يُظهر سلوكًا متحديًا (يفعل ما يُقال له ألا يفعله)؛ يلعب بشكل رئيسي بجانب الأطفال الآخرين، ولكنه يبدأ في ضم أطفال آخرين، كما هو الحال في ألعاب المطاردة]

2. ما هي مهارات الاتصال التي يتمتع بها الطفل البالغ من العمر عامين؟ [يشير إلى الأشياء أو الصور عند تسميتها، يعرف أسماء الأشخاص المألوفين وأجزاء الجسم، يقول جملًا مكونة من كلمتين إلى أربع كلمات، يتبع تعليمات بسيطة، يكرر الكلمات التي سمعها في المحادثة، ويشير إلى أشياء في كتاب]
3. ما الذي يجب أن تبحث عنه عند الطفل البالغ من العمر عامين لرؤية التطور المعرفي؟ [يجد الأشياء حتى وهي مخبأة تحت غطاءين أو ثلاثة؛ يبدأ بفرز الأشكال والألوان؛ يكمل الجمل والقوافي في الكتب المألوفة؛ يلعب ألعابًا خيالية بسيطة؛ يبني أبراجًا مكونة من 4 كتل أو أكثر؛ قد يستخدم يداً واحدة أكثر من الأخرى؛ يتبع تعليمات من خطوتين مثل «التقط حذائك وضعه في الخزانة»؛ وتسمية العناصر الموجودة في كتاب مصور مثل قطة أو طائر أو كلب]
4. كيف يمكن لطفل يبلغ من العمر عامين أن يتحرك جسديا؟ [يقف على رؤوس أصابعه، يركل الكرة، يبدأ في الركض، يتسلق وينزل من الأثاث دون مساعدة، يمشي صعودًا وهبوطًا على الدرج متمسكًا به، يرمي الكرة من أعلى، يصنع أو يقلد خطوطًا ودوائر مستقيمة]
5. ماذا يجب أن تفعل إذا لم يتمكن طفلك البالغ من العمر عامين من تحقيق هذه الأهداف أو فقد المهارات التي كانت لديه من قبل؟ [التحدث إلى طبيب طفلك.]

المعايير التنموية للأطفال بعمر سنتين

اجتماعياً وعاطفياً

- يقلد الآخرين، وخاصة البالغين والأطفال الأكبر سنا
- يشعر بالإثارة عندما يكون مع أطفال آخرين
- يظهر المزيد والمزيد من الاستقلال
- يظهر سلوكًا متحديًا (يفعل ما يُطلب منه ألا يفعله)
- يلعب بشكل أساسي بجانب الأطفال الآخرين، ولكنه يبدأ في إشراك أطفال آخرين، كما هو الحال في ألعاب المطاردة

اللغة/التواصل

- يشير إلى الأشياء أو الصور عند تسميتها
- يعرف أسماء الأشخاص المألوفين وأجزاء الجسم
- يقول جملاً مكونة من 2 إلى 4 كلمات
- يتبع التعليمات البسيطة
- يكرر الكلمات المسموعة في المحادثة
- يشير إلى الأشياء الموجودة في الكتاب

المعرفية (التعلم، التفكير، حل المشكلات)

- يجد الأشياء حتى عندما تكون مخفية تحت غطاءين أو ثلاثة
- يبدأ بفرز الأشكال والألوان
- إكمال الجمل والقوافي في الكتب المألوفة
- يلعب ألعابًا خيالية بسيطة
- يبني أبراجًا مكونة من 4 كتل أو أكثر
- قد يستخدم يداً واحدة أكثر من الأخرى
- يتبع تعليمات مكونة من خطوتين مثل «التقط حذائك وضعه في الخزانة».
- يقوم بتسمية العناصر الموجودة في كتاب مصور مثل قطة أو طائر أو كلب

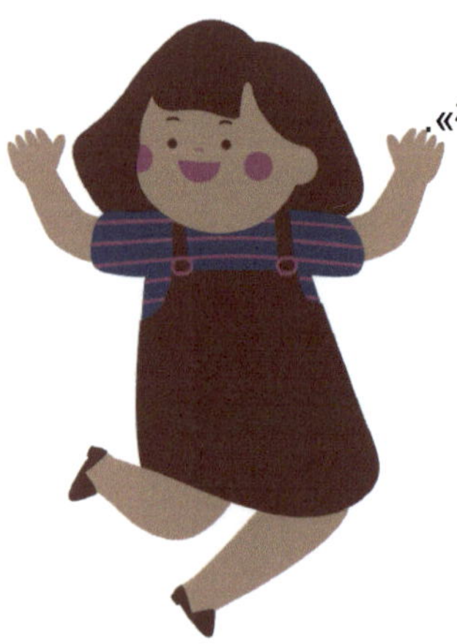

الحركة / التطور الجسدي

- يقف على رؤوس أصابعه
- يركل الكرة
- يبدأ التشغيل
- يصعد وينزل من الأثاث دون مساعدة
- يمشي صعوداً ونزولاً على الدرج متمسكاً به
- رمي الكرة من أعلى
- عمل أو نسخ خطوط ودوائر مستقيمة

تصرف مبكرًا بالتحدث مع طبيب طفلك إذا كان طفلك لا يستخدم عبارات مكونة من كلمتين (على سبيل المثال، «شرب الحليب»)، لا يعرف ماذا يفعل بالأشياء الشائعة، مثل الفرشاة، أو الهاتف، أو الشوكة، أو الملعقة، لا ينسخ الأفعال والكلمات، لا يتبع التعليمات البسيطة، لا يمشي بثبات، تفقد المهارات التي كانت تمتلكها من قبل

وحدة 7، الأسبوع 2 من أمهات أصحاء، أطفال أصحاء، مجتمعات صحية

الوحدة 7: نمو الطفل في مراحل الطفولة المختلفة

الأسبوع 3: المعايير التنموية للأطفال بعمر 3 سنوات

الكلمات:
لا توجد

مواد توضيحية:
- الملصق الخاص بهذا الدرس

الأهداف:
أعرف ما يستطيع معظم الأطفال بعمر 3 سنوات فعله وفهمه. أعرف ما الذي يجب أن أبحث عنه إذا كنت أشعر بالقلق من أن طفلي لا يتطور على المسار الصحيح.

معايير:
Centers for Disease Control and Prevention. What is a Developmental Milestone? Retrieved January 1, 2022, from https://www.cdc.gov/ncbddd/actearly/milestones/index.html.

أسئلة ضرورية:
- ما الذي يستطيع طفلي فعله عندما يبلغ من العمر 3 سنوات؟
- ما الذي يمكنني أن أساعد طفلي على التعلم والإنجاز عندما يبلغ من العمر 3 سنوات تقريبًا؟
- كيف أعرف متى أتصل بطبيب طفلي بشأن معايير النمو المفقودة؟

الدرس:
<u>الافتتاحية:</u>

اقرأ 1 بطرس 3: 4 - « بل انسان القلب الخفي في العديمة الفساد، زينة الروح الوديع الهادئ، الذي هو قدام الله كثير الثمن.»
قد يكون من الصعب أن تشعري بالجمال عندما تطاردين طفلًا صغيرًا، ولكن من المهم أن تتذكري أنك مخلوقة على صورة الله، وهذا يعني... أنت جميلة!

<u>مواد جديدة:</u>

3 سنوات: ما يفعله معظم الأطفال في هذا العمر:

اجتماعيًا وعاطفيًا
- تقليد الكبار والأصدقاء
- يظهر المودة للأصدقاء دون مطالبة
- يتناوبون في الألعاب
- يظهر الاهتمام ببكاء الصديق
- يفهم فكرة «لي»، «له» أو «لها»
- يظهر مجموعة واسعة من العواطف
- ينفصل بسهولة عن الأم والأب

- قد ينزعج من التغييرات الكبيرة في الروتين
- يلبس ويخلع ملابسه بنفسه

اللغة/الاتصالات

- يتبع التعليمات بخطوتين أو ثلاث خطوات
- يمكنه تسمية الأشياء الأكثر دراية
- يفهم كلمات مثل «في» ،»على» و»تحت»
- يقول الاسم الأول والعمر والجنس
- يسمي صديق
- يقول كلمات مثل «أنا» ، «نحن» و»أنت» وبعض صيغ الجمع (السيارات ، الكلاب، القطط)
- يتحدث بشكل جيد بما يكفي لكي يفهمه الغرباء في معظم الأوقات
- يجري محادثة باستخدام 2 إلى 3 جمل

المعرفية (التعلم، التفكير، حل المشكلات)

- يمكنه تشغيل الألعاب باستخدام الأزرار والرافعات والأجزاء المتحركة
- يلعب لعبة التظاهر بالدمى والحيوانات والأشخاص
- حل الألغاز المكونة من 3 أو 4 قطع
- يفهم معنى «اثنين».
- ينسخ دائرة باستخدام قلم رصاص أو قلم تلوين
- يقلب صفحات الكتاب واحدة تلو الأخرى
- بناء أبراج لأكثر من 6 بلوكات
- ربط وفك أغطية العلب أو تدوير مقبض الباب

الحركة / التطور الجسدي

- يتسلق بشكل جيد
- يعمل بسهولة
- يقوم بدفع دراجة ثلاثية العجلات (دراجة ثلاثية العجلات)
- يمشي صعودا ونزولاً، قدم واحدة في كل خطوة

تصرف مبكرًا بالتحدث مع طبيب طفلك إذا كان طفلك:

- يقع كثيرًا أو يواجه مشكلة في صعود الدرج
- يسيل لعابه أو يكون كلامه غير واضح للغاية
- لا يستطيع تشغيل الألعاب البسيطة (مثل ألواح الأوتاد، الألغاز البسيطة، المقبض الدوار)
- لا يتكلم في جمل
- لا يفهم التعليمات البسيطة
- لا يلعب دور التظاهر
- لا يريد اللعب مع الأطفال الآخرين أو بالألعاب
- لا يتواصل بالعين
- يفقد المهارات التي كان يتمتع بها من قبل

للتأكد من الفهم:

اطرح هذه الأسئلة لمساعدة السيدات على تذكر ما يجب أن يكون الأطفال بعمر 3 سنوات قادرين على فعله:

1. ما هي المهارات الاجتماعية والعاطفية التي يمكنك رؤيتها لدى طفل يبلغ من العمر 3 سنوات؟ [يقلد البالغين والأصدقاء، يظهر المودة للأصدقاء دون مطالبة، يتناوب في الألعاب، يظهر الاهتمام بصديق يبكي، يفهم فكرة «خاصتي» و»خاصته» أو «خاصتها»، يظهر نطاقًا واسعًا من المشاعر، وينفصل بسهولة من الأم والأب، قد ينزعج من التغييرات الكبيرة في الروتين، والملابس وخلع الملابس بنفسه]
2. ما هي مهارات التواصل التي يتمتع بها الطفل البالغ من العمر 3 سنوات؟ [يتبع تعليمات خطوتين أو ثلاث خطوات؛ يمكنه تسمية معظم الأشياء المألوفة؛ يفهم كلمات مثل «في» و»على» و»تحت»؛ يقول الاسم الأول والعمر والجنس؛ يسمي صديقا؛ يقول كلمات مثل «أنا» و»نحن» و»أنت» وبعض صيغ الجمع (السيارات والكلاب والقطط)؛ يتحدث بشكل جيد بما يكفي لكي يفهمه الغرباء في معظم الأوقات؛ يجري محادثة باستخدام 2 إلى 3 جمل]
3. ما الذي يجب أن تبحث عنه عند الطفل البالغ من العمر 3 سنوات لرؤية التطور المعرفي؟ [يمكن تشغيل الألعاب باستخدام الأزرار والرافعات والأجزاء المتحركة؛ يلعب التظاهر بالدمى والحيوانات والناس؛ يقوم بحل الألغاز المكونة من 3 أو 4 قطع؛ يفهم ما يعنيه «اثنين»؛ نسخ دائرة بقلم رصاص أو قلم تلوين؛ يقلب صفحات الكتاب واحدة تلو الأخرى؛ يبني أبراجًا مكونة من أكثر من 6 كتل؛ يغلق ويفك أغطية العلب أو تدوير مقبض الباب]
4. كيف يمكن لطفل عمره 3 سنوات أن يتحرك جسديا؟ [يتسلق جيدًا؛ يعمل بسهولة. يدوس على دواسات دراجة ثلاثية العجلات؛ يمشي لأعلى ولأسفل، قدم واحدة في كل خطوة]
5. ماذا يجب أن تفعل إذا لم يتمكن طفلك البالغ من العمر 3 سنوات من تحقيق هذه الأهداف أو فقد المهارات التي كانت لديه من قبل؟ [التحدث إلى طبيب طفلك.]

المعايير التنموية للأطفال بعمر
3 سنوات

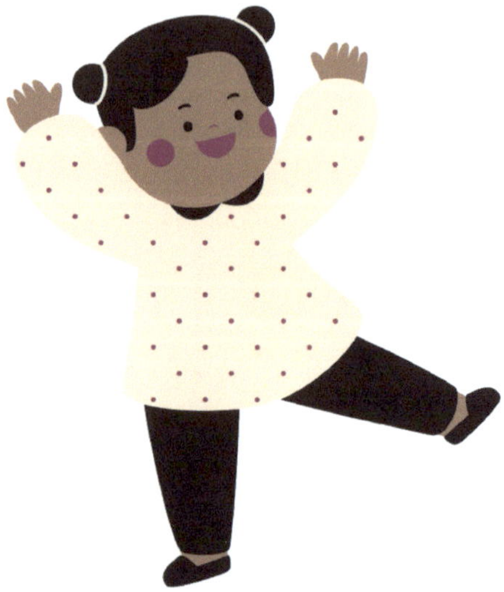

اجتماعيًا وعاطفيًا

- تقليد الكبار والأصدقاء
- يظهر المودة للأصدقاء دون مطالبة
- يتناوبون في الألعاب
- يظهر الاهتمام ببكاء الصديق
- يفهم فكرة «لي»، «له» أو «لها»
- يظهر مجموعة واسعة من العواطف
- ينفصل بسهولة عن الأم والأب
- قد ينزعج من التغييرات الكبيرة في الروتين
- يلبس ويخلع ملابسه بنفسه

اللغة/التواصل

- يتبع التعليمات بخطوتين أو ثلاث خطوات
- يمكنه تسمية الأشياء الأكثر دراية
- يفهم كلمات مثل «في،» «على» و»تحت»
- يقول الاسم الأول والعمر والجنس
- يسمي صديق
- يقول كلمات مثل «أنا»، «نحن» و»أنت» وبعض صيغ الجمع (السيارات، الكلاب، القطط)
- يتحدث بشكل جيد بما يكفي لكي يفهمه الغرباء في معظم الأوقات
- يجري محادثة باستخدام 2 إلى 3 جمل

المعرفية (التعلم، التفكير، حل المشكلات)

- يمكنه تشغيل الألعاب باستخدام الأزرار والرافعات والأجزاء المتحركة
- يلعب لعبة التظاهر بالدمى والحيوانات والأشخاص
- حل الألغاز المكونة من 3 أو 4 قطع
- يفهم معنى «اثنين».
- ينسخ دائرة باستخدام قلم رصاص أو قلم تلوين
- يقلب صفحات الكتاب واحدة تلو الأخرى
- بناء أبراج لأكثر من 6 بلوكات
- ربط وفك أغطية العلب أو تدوير مقبض الباب

الحركة / التطور الجسدي

- يتسلق بشكل جيد
- يعمل بسهولة
- يقوم بدفع دراجة ثلاثية العجلات (دراجة ثلاثية العجلات)
- يمشي صعودا ونزولاً، قدم واحدة في كل خطوة

تصرف مبكرًا بالتحدث مع طبيب طفلك إذا كان طفلك يقع كثيرًا أو يواجه مشكلة في صعود الدرج، يسيل لعابه أو يكون كلامه غير واضح للغاية، لا يستطيع تشغيل الألعاب البسيطة (مثل ألواح الأوتاد، الألغاز البسيطة، المقبض الدوار)، لا يتكلم في جمل، لا يفهم التعليمات البسيطة، لا يلعب دور التظاهر، لا يريد اللعب مع الأطفال الآخرين أو بالألعاب، لا يتواصل بالعين، يفقد المهارات التي كان يتمتع بها من قبل

الوحدة 7: نمو الطفل في مراحل الطفولة المختلفة

الأسبوع 4: المعايير التنموية للأطفال بعمر 4 سنوات

الكلمات:
لا توجد

مواد توضيحية:
- الملصق الخاص بهذا الدرس

الأهداف:
أعرف ما يستطيع معظم الأطفال بعمر 4 سنوات فعله وفهمه. أعرف ما الذي يجب أن أبحث عنه إذا كنت أشعر بالقلق من أن طفلي لا يتطور على المسار الصحيح.

معايير:
Centers for Disease Control and Prevention. What is a Developmental Milestone? Retrieved January 1, 2022, from https://www.cdc.gov/ncbddd/actearly/milestones/index.html.

أسئلة ضرورية:
- ما الذي يستطيع طفلي فعله عندما يبلغ من العمر 4 سنوات؟
- ما الذي يمكنني أن أساعد طفلي على التعلم والإنجاز عندما يبلغ من العمر 4 سنوات تقريبًا؟
- كيف أعرف متى أتصل بطبيب طفلي بشأن معايير النمو المفقودة؟

الدرس:
الافتتاحية:

اقرأ تثنية 4: 9 - « انما احترز واحفظ نفسك جدا لئلا تنسى الامور التي ابصرت عيناك ولئلا تزول من قلبك كل ايام حياتك وعلمها اولادك واولاد اولادك.»
من المهم جدًا أن ينقل الآباء إيمانهم بيسوع إلى أطفالهم من خلال تعليمهم عنه وكم يحبنا جميعًا.

مواد جديدة:

4 سنوات: ما يفعله معظم الأطفال في هذا العمر:

اجتماعيًا وعاطفيًا
- يستمتع بفعل أشياء جديدة
- يلعب على «أمي» و»أبي»
- أصبح أكثر إبداعًا في اللعب التخيلي
- يفضل اللعب مع الأطفال الآخرين بدلاً من اللعب بمفرده
- يتعاون مع الأطفال الآخرين
- في كثير من الأحيان لا يستطيع معرفة ما هو حقيقي وما هو وهمي
- يتحدث عما يحبه وما يثير اهتمامه

اللغة/التواصل

- يعرف بعض القواعد الأساسية لقواعد اللغة، مثل الاستخدام الصحيح للضمير «هو» و»هي»
- يغني أغنية أو يقول قصيدة من الذاكرة مثل «Itsy Bitsy Spider» أو «عجلات الحافلة»
- يروي القصص
- يمكن أن يقول الاسم الأول والأخير

المعرفية (التعلم، التفكير، حل المشكلات)

- أسماء بعض الألوان وبعض الأرقام
- يفهم فكرة العد
- يبدأ في فهم الوقت
- يتذكر أجزاء من القصة
- يفهم فكرة «نفسه» و»مختلف»
- يرسم شخصًا مكونًا من 2 إلى 4 أجزاء من جسمه
- يستخدم المقص
- يبدأ في نسخ بعض الحروف الكبيرة
- يلعب ألعاب الطاولة أو الورق
- يخبرك بما يعتقد أنه سيحدث بعد ذلك في الكتاب

الحركة / التطور الجسدي

- يقفز ويقف على قدم واحدة لمدة تصل إلى ثانيتين
- يمسك الكرة المرتدة في معظم الأوقات
- يصب ويقطع تحت الإشراف، ويهرس الطعام الخاص به

تصرف مبكرًا بالتحدث مع طبيب طفلك إذا كان طفلك:

- لا يستطيع القفز في مكانه
- لديه صعوبة في الخربشة
- لا يظهر أي اهتمام بالألعاب التفاعلية أو التظاهر
- يتجاهل الأطفال الآخرين أو لا يستجيب للأشخاص من خارج الأسرة
- يقاوم ارتداء الملابس، النوم، استخدام المرحاض
- لا يمكنه إعادة سرد القصة المفضلة
- لا يتبع أوامر مكونة من 3 أجزاء
- لا يفهم «مشابه» و»مختلف»
- لا يستخدم «أنا» و»أنت» بشكل صحيح
- يتحدث بشكل غير واضح
- يفقد المهارات التي كان يتمتع بها من قبل

للتأكد من الفهم:

اطرح هذه الأسئلة لمساعدة السيدات على تذكر ما يجب أن يكون الأطفال بعمر 4 سنوات قادرين على فعله:

1. ما هي المهارات الاجتماعية والعاطفية التي يمكنك رؤيتها لدى طفل يبلغ من العمر 4 سنوات؟ [يستمتع بفعل أشياء جديدة، ويلعب على «أمي» و«أبي»، يصبح أكثر إبداعًا في اللعب التخيلي، يفضل اللعب مع أطفال آخرين بدلاً من اللعب بمفرده، يتعاون مع الأطفال الآخرين، غالبًا لا يستطيع معرفة ما هو حقيقي وما هو وهمي، يتحدث عما يحبه وما يهتم به]
2. ما هي مهارات التواصل التي يتمتع بها الطفل البالغ من العمر 4 سنوات؟ [يعرف بعض القواعد النحوية الأساسية، مثل الاستخدام الصحيح للضمير «هو» و«هي»؛ يغني أغنية أو يقول قصيدة من الذاكرة مثل «Itsy Bitsy Spider» أو «عجلات الحافلة»؛ يروي القصص، ويمكنه قول الاسم الأول والأخير]
3. ما الذي يجب أن تبحث عنه عند الطفل البالغ من العمر 4 سنوات لرؤية التطور المعرفي؟ [يسمي بعض الألوان وبعض الأرقام، يفهم فكرة العد، يبدأ في فهم الوقت، يتذكر أجزاء من القصة، يفهم فكرة «مشابه» و«مختلف»، يرسم شخصًا بجزءين إلى أربعة أجزاء من جسمه، ويستخدم المقص، يبدأ في نسخ بعض الحروف الكبيرة، أو يلعب ألعاب الطاولة أو الورق، يخبرك بما يعتقد أنه سيحدث بعد ذلك في الكتاب]
4. كيف يمكن لطفل عمره 4 سنوات أن يتحرك جسديا؟ [يقفز ويقف على قدم واحدة لمدة تصل إلى ثانيتين، يمسك بالكرة المرتدة في معظم الأوقات، وصب ويقطع الطعام تحت الإشراف، يهرس طعامه]
5. ماذا يجب أن تفعل إذا لم يتمكن طفلك البالغ من العمر 4 سنوات من تحقيق هذه الأهداف أو فقد المهارات التي كانت لديه من قبل؟ [التحدث إلى طبيب طفلك.]

المعايير التنموية للأطفال بعمر
4 سنوات

اجتماعيًا وعاطفيًا

- يستمتع بفعل أشياء جديدة
- يلعب على «أمي» و»أبي»
- أصبح أكثر إبداعًا في اللعب التخيلي
- يفضل اللعب مع الأطفال الآخرين بدلأ من اللعب بمفرده
- يتعاون مع الأطفال الآخرين
- في كثير من الأحيان لا يستطيع معرفة ما هو حقيقي وما هو وهمي
- يتحدث عما يحبه وما يثير اهتمامه

اللغة/التواصل

- يعرف بعض القواعد الأساسية لقواعد اللغة، مثل الاستخدام الصحيح للضمير «هو» و»هي»
- يغني أغنية أو يقول قصيدة من الذاكرة مثل «Itsy Bitsy Spider» أو «عجلات الحافلة»
- يروي القصص
- يمكن أن يقول الاسم الأول والأخير

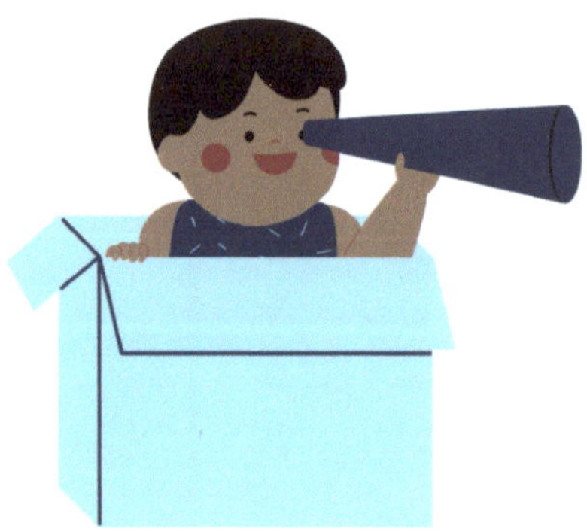

المعرفية (التعلم، التفكير، حل المشكلات)

- أسماء بعض الألوان وبعض الأرقام
- يفهم فكرة العد
- يبدأ في فهم الوقت
- يتذكر أجزاء من القصة
- يفهم فكرة «نفسه» و»مختلف»
- يرسم شخصًا مكونًا من 2 إلى 4 أجزاء من جسمه
- يستخدم المقص
- يبدأ في نسخ بعض الحروف الكبيرة
- يلعب ألعاب الطاولة أو الورق
- يخبرك بما يعتقد أنه سيحدث بعد ذلك في الكتاب

الحركة / التطور الجسدي

- يقفز ويقف على قدم واحدة لمدة تصل إلى ثانيتين
- يمسك الكرة المرتدة في معظم الأوقات
- يصب ويقطع تحت الإشراف، ويهرس الطعام الخاص به

تصرف مبكرًا بالتحدث مع طبيب طفلك إذا كان طفلك لا يستطيع القفز في مكانه، لديه صعوبة في الخربشة، لا يظهر أي اهتمام بالألعاب التفاعلية أو التظاهر، يتجاهل الأطفال الآخرين أو لا يستجيب للأشخاص من خارج الأسرة، يقاوم ارتداء الملابس، النوم، استخدام المرحاض، لا يمكنه إعادة سرد القصة المفضلة، لا يتبع أوامر مكونة من 3 أجزاء، لا يفهم «مشابه» و»مختلف»، لا يستخدم «أنا» و»أنت» بشكل صحيح، يتحدث بشكل غير واضح، يفقد المهارات التي كان يتمتع بها من قبل

وحدة 7، الأسبوع 4 من أمهات أصحاء، أطفال أصحاء، مجتمعات صحية

الوحدة 7: نمو الطفل في مراحل الطفولة المختلفة

الأسبوع 5: المعايير التنموية للأطفال بعمر 5 سنوات

الكلمات:
لا توجد

مواد توضيحية:
- الملصق الخاص بهذا الدرس

الأهداف:
أعرف ما يستطيع معظم الأطفال بعمر 5 سنوات فعله وفهمه. أعرف ما الذي يجب أن أبحث عنه إذا كنت أشعر بالقلق من أن طفلي لا يتطور على المسار الصحيح.

معايير:
Centers for Disease Control and Prevention. What is a Developmental Milestone? Retrieved January 1, 2022, from https://www.cdc.gov/ncbddd/actearly/milestones/index.html.

أسئلة ضرورية:
- ما الذي يستطيع طفلي فعله عندما يبلغ من العمر 5 سنوات؟
- ما الذي يمكنني أن أساعد طفلي على التعلم والإنجاز عندما يبلغ من العمر 5 سنوات تقريبًا؟
- كيف أعرف متى أتصل بطبيب طفلي بشأن معايير النمو المفقودة؟

الدرس:
<u>الافتتاحية:</u>

اقرأ رسالة 1 يوحنا الأولى 4: 19 - «نحن نحبه لأنه هو أحبنا أولا».
قد يكون من السهل علينا أن نحب أطفالنا. وفي أوقات أخرى، يمكن أن يبدو الأمر وكأنه تحدي أكبر. لكن قدرتنا على الحب تنبع من الطريقة التي أحبنا بها الله أولاً.

<u>مواد جديدة:</u>

5 سنوات: ما يفعله معظم الأطفال في هذا العمر:

اجتماعيًا وعاطفيًا
- يريد إرضاء الأصدقاء
- يريد أن يكون مثل الأصدقاء
- أكثر احتمالا للموافقة على القواعد
- يحب الغناء، الرقص والتمثيل
- يدرك نوع الجنس
- يمكنه معرفة ما هو حقيقي وما هو وهمي
- يُظهر المزيد من الاستقلالية (على سبيل المثال، قد يزور أحد الجيران

بمفرده [لا يزال هناك حاجة لإشراف شخص بالغ]

- متطلب في بعض الأحيان ومتعاون للغاية في بعض الأحيان

اللغة/التواصل

- يتحدث بوضوح شديد
- يحكي قصة بسيطة باستخدام جمل كاملة
- يستخدم زمن المستقبل؛ على سبيل المثال، «الجدة ستكون هنا.»
- يقول الاسم والعنوان

المعرفية (التعلم، التفكير، حل المشكلات)

- عد 10 أشياء أو أكثر
- يمكنه رسم شخص بـ 6 أجزاء من جسمه على الأقل
- يمكنه طباعة بعض الحروف أو الأرقام
- نسخ المثلث والأشكال الهندسية الأخرى
- يعرف الأشياء المستخدمة كل يوم، مثل المال والطعام

الحركة / التطور الجسدي

- يقف على قدم واحدة لمدة 10 ثواني أو أكثر
- القفزات. قد يكون قادرًا على التخطي
- يستطيع القيام بالشقلبة
- يستخدم الشوكة والملعقة وأحياناً سكين الطاولة
- يمكنه استخدام المرحاض بمفرده
- التقلبات والتسلق

تصرف مبكرًا بالتحدث مع طبيب طفلك إذا كان طفلك:

- لا يُظهر نطاقًا واسعًا من المشاعر
- يُظهر سلوكًا متطرفًا (خوفًا أو عدوانية أو خجولًا أو حزينًا على نحو غير عادي)
- منسحب وغير نشط على نحو غير عادي
- يتشتت انتباهه بسهولة، ويواجه صعوبة في التركيز على نشاط واحد لأكثر من 5 دقائق
- لا يستجيب للناس، أو يستجيب بشكل سطحي فقط
- لا يستطيع معرفة ما هو حقيقي وما هو وهمي
- لا يمارس مجموعة متنوعة من الألعاب والأنشطة
- لا يمكن إعطاء الاسم الأول والأخير
- لا يستخدم صيغة الجمع أو الزمن الماضي بشكل صحيح
- لا يتحدث عن الأنشطة أو الخبرات اليومية
- لا يرسم الصور
- لا يستطيع تنظيف أسنانه، أو غسل وتجفيف يديه، أو خلع ملابسه دون مساعدة
- يفقد المهارات التي كان يتمتع بها من قبل

<u>للتأكد من الفهم:</u>

اطرح هذه الأسئلة لمساعدة السيدات على تذكر ما يجب أن يكون الأطفال بعمر 5 سنوات قادرين على فعله:

1. ما هي المهارات الاجتماعية والعاطفية التي يمكنك رؤيتها لدى طفل يبلغ من العمر 5 سنوات؟ [يريد إرضاء الأصدقاء؛ يريد أن يكون مثل الأصدقاء؛ أكثر عرضة للموافقة على القواعد؛ يحب الغناء والرقص والتمثيل. يدرك الجنس؛ يمكنه معرفة ما هو حقيقي وما هو وهمي؛ يُظهر المزيد من الاستقلالية (على سبيل المثال، قد يزور أحد الجيران بمفرده [لا يزال هناك حاجة لإشراف شخص بالغ])؛ أحيانًا يكون متطلبًا وأحيانًا متعاونًا للغاية]
2. ما هي مهارات الاتصال التي يمتلكها الطفل البالغ من العمر 5 سنوات؟ [يتحدث بوضوح شديد؛ يحكي قصة بسيطة باستخدام جمل كاملة؛ يستخدم زمن المستقبل (على سبيل المثال، «الجدة ستكون هنا.»)؛ يقول الاسم والعنوان]
3. ما الذي يجب أن تبحث عنه عند الطفل البالغ من العمر 5 سنوات لرؤية التطور المعرفي؟ [يحسب 10 أشياء أو أكثر؛ يمكنه رسم شخص بـ 6 أجزاء من جسمه على الأقل؛ يمكن طباعة بعض الحروف أو الأرقام. نسخ مثلث وأشكال هندسية أخرى؛ يعرف الأشياء التي تستخدم كل يوم، مثل المال والطعام]
4. كيف يمكن لطفل عمره 5 سنوات أن يتحرك جسديا؟ [يقف على قدم واحدة لمدة 10 ثوان أو أكثر؛ القفزات. قد يكون قادرا على التخطي؛ يمكن أن تفعل الشقلبة. يستخدم شوكة وملعقة، وأحياناً سكيناً للمائدة؛ يمكنه استخدام المرحاض بمفرده؛ يتأرجح ويتسلق]
5. ماذا يجب أن تفعل إذا لم يتمكن طفلك البالغ من العمر 5 سنوات من تحقيق هذه الأهداف أو فقد المهارات التي كانت لديه من قبل؟ [التحدث إلى طبيب طفلك.]

المعايير التنموية للأطفال
بعمر 5 سنوات

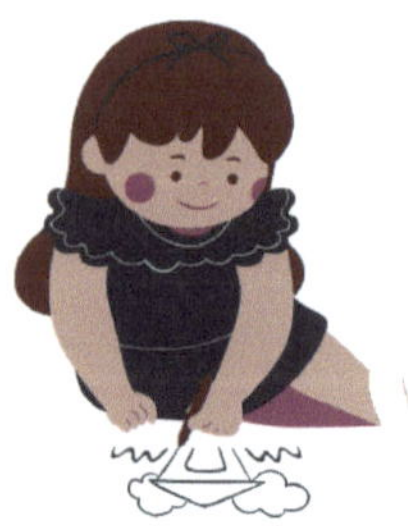

اجتماعيًا وعاطفيًا

- يريد إرضاء الأصدقاء
- يريد أن يكون مثل الأصدقاء
- أكثر احتمالا للموافقة على القواعد
- يحب الغناء، الرقص والتمثيل
- يدرك نوع الجنس
- يمكنه معرفة ما هو حقيقي وما هو وهمي
- يُظهر المزيد من الاستقلالية (على سبيل المثال، قد يزور أحد الجيران بمفرده [لا يزال هناك حاجة لإشراف شخص بالغ])
- متطلب في بعض الأحيان ومتعاون للغاية في بعض الأحيان

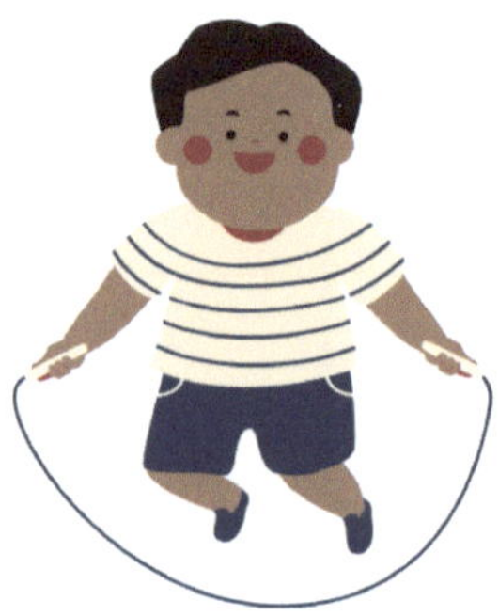

اللغة/الاتصالات

- يتحدث بوضوح شديد
- يحكي قصة بسيطة باستخدام جمل كاملة
- يستخدم زمن المستقبل؛ على سبيل المثال، «الجدة ستكون هنا.»
- يقول الاسم والعنوان

المعرفية (التعلم، التفكير، حل المشكلات)

- عد 10 أشياء أو أكثر
- يمكنه رسم شخص بـ 6 أجزاء من جسمه على الأقل
- يمكنه طباعة بعض الحروف أو الأرقام
- نسخ المثلث والأشكال الهندسية الأخرى
- يعرف الأشياء المستخدمة كل يوم، مثل المال والطعام

الحركة / التطور الجسدي

- يقف على قدم واحدة لمدة 10 ثواني أو أكثر
- القفزات. قد يكون قادرًا على التخطي
- يستطيع القيام بالشقلبة
- يستخدم الشوكة والملعقة وأحياناً سكين الطاولة
- يمكنه استخدام المرحاض بمفرده
- التقلبات والتسلق

تصرف مبكرًا بالتحدث مع طبيب طفلك إذا كان طفلك لا يُظهر نطاقًا واسعًا من المشاعر، يُظهر سلوكًا متطرفًا (خوفًا أو عدوانية أو خجولًا أو حزينًا على نحو غير عادي)، منسحب وغير نشط على نحو غير عادي، يتشتت انتباهه بسهولة، ويواجه صعوبة في التركيز على نشاط واحد لأكثر من 5 دقائق، لا يستجيب للناس، أو يستجيب بشكل سطحي فقط، لا يستطيع معرفة ما هو حقيقي وما هو وهمي لا يمارس مجموعة متنوعة من الألعاب والأنشطة، لا يمكن إعطاء الاسم الأول والأخير، لا يستخدم صيغة الجمع أو الزمن الماضي بشكل صحيح، لا يتحدث عن الأنشطة أو الخبرات اليومية، لا يرسم الصور، لا يستطيع تنظيف أسنانه، أو غسل وتجفيف يديه، أو خلع ملابسه دون مساعدة، يفقد المهارات التي كان يتمتع بها من قبل

وحدة 7، الأسبوع 4 من أمهات أصحاء، أطفال أصحاء، مجتمعات صحية

الوحدة 7: نمو الطفل في مراحل الطفولة المختلفة

الأسبوع 6: وضع كل شيء معاً

الكلمات:
لا توجد

مواد توضيحية:
- الملصقات الخاصة بالوحدة 7

الأهداف:
أعرف مراحل النمو التي يمكن لطفلي ويجب أن يصل إليها من السنة الأولى إلى السنة الخامسة من عمره. أعرف متى يجب أن أطلب المشورة من الطبيب فيما يتعلق بالمراحل المفقودة. أعرف كيف أساعد طفلي على البقاء على المسار الصحيح فيما يتعلق بمعايير النمو الاجتماعي/العاطفي، والتواصل، والمعرفي، والجسدي.

معايير:
Centers for Disease Control and Prevention. What is a Developmental Milestone? Retrieved January 1, 2022, from https://www.cdc.gov/ncbddd/actearly/milestones/index.html.

أسئلة ضرورية:
- ما هي معايير النمو التي من المهم أن يحققها طفلي؟
- كيف أعرف متى يجب أن أشارك طبيبي مخاوفي بشأن المعايير التي لم يتم تجاوزها؟

الدرس:
مراجعة:

تأكد من توفر جميع الملصقات خلال هذه الدروس والمراجعة. ليس من السهل على معظم الأشخاص تتبع هذه المعايير التنموية إذا لم يكن طفلهم في مرحلة النمو المذكورة. ومن المهم أن تكون هذه الملصقات مرجعية للنساء عند اقتراب أطفالهن وبلوغهم الأعمار المذكورة.

تطبيق:

بحسب رأيك ما هي المعلومات الأكثر فائدة من هذه الدروس بالنسبة لك الآن؟ كيف تخطط للمساعدة في إبقاء طفلك على المسار الصحيح للنمو؟ (هذا هو الوقت المناسب لمشاركة أي أفكار للأنشطة بين الأمهات.)

تذكرة الخروج:

اسأل النساء هذه الأسئلة:
- كيف يهيئك الله الآن لتكوني أفضل أم لطفلك؟
- كيف استخدم الله هذه الدروس ليساعدك على أن تكوني أمًا صالحة؟
- ما هي الطرق الأخرى التي أعدك بها الله لطفلك/أطفالك؟

نموذج اختبار للمتعلِّمين:

لن أقوم بتضمين اختبار لهذا الغرض أو أوصي به لأنه يحتوي على الكثير من المعلومات التي يتم تغطيتها وتذكر كل التفاصيل ليس مهمًا حتى يدخل طفل الأم سنًا معينًا من التطور.

ملحق

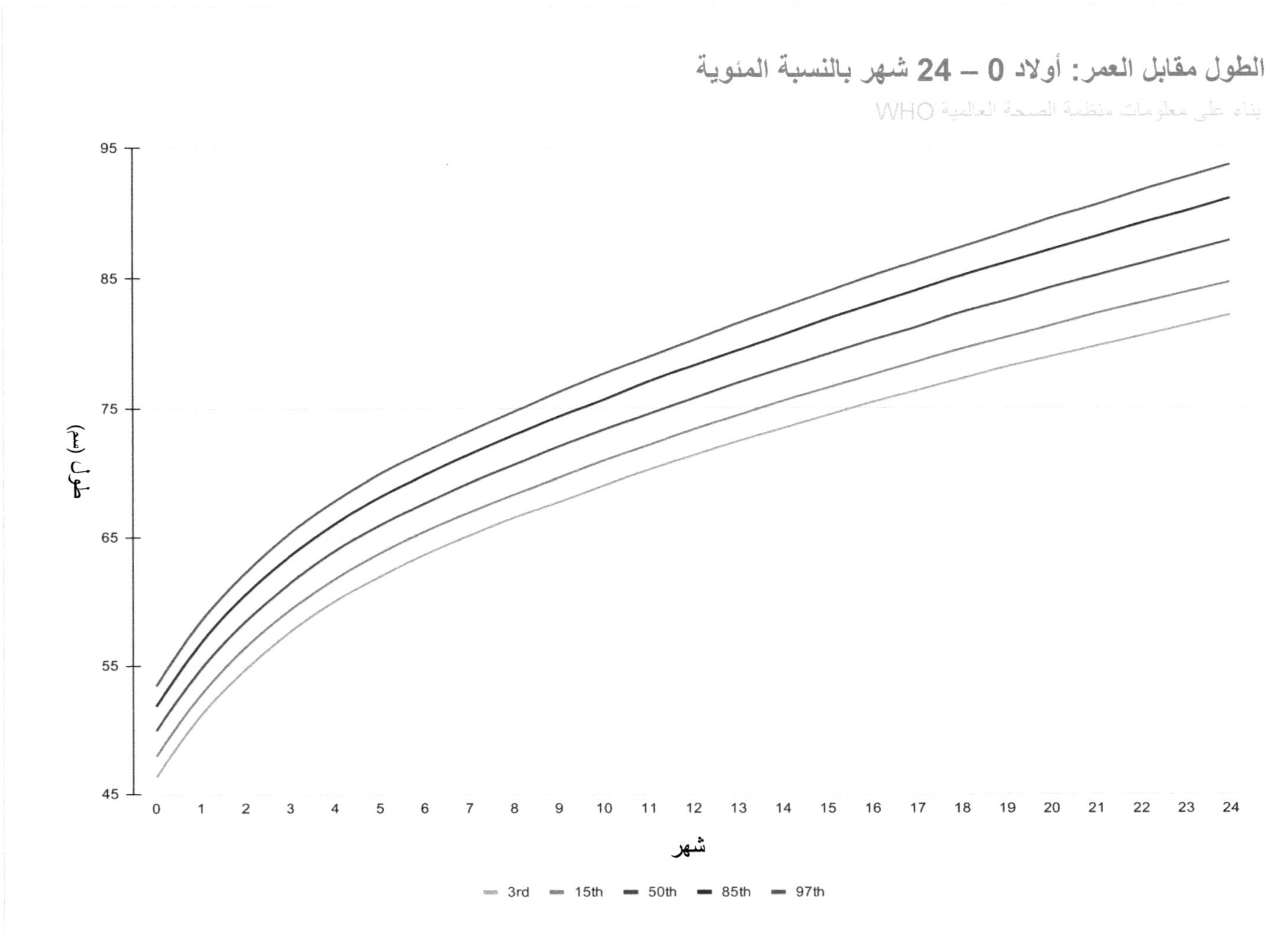

الطول مقابل العمر: أولاد 0 – 24 شهر بالنسبة المئوية
بناء على معلومات منظمة الصحة العالمية WHO
طول (سم)
95
85
75
65
55
45
0 1 2 3 4 5 6 7 8 9 10 11 12 13 14 15 16 17 18 19 20 21 22 23 24
شهر
3rd 15th 50th 85th 97th

الطول مقابل العمر: بنات 0 – 24 شهر بالنسبة المئوية

بناء على معلومات منظمة الصحة العالمية WHO

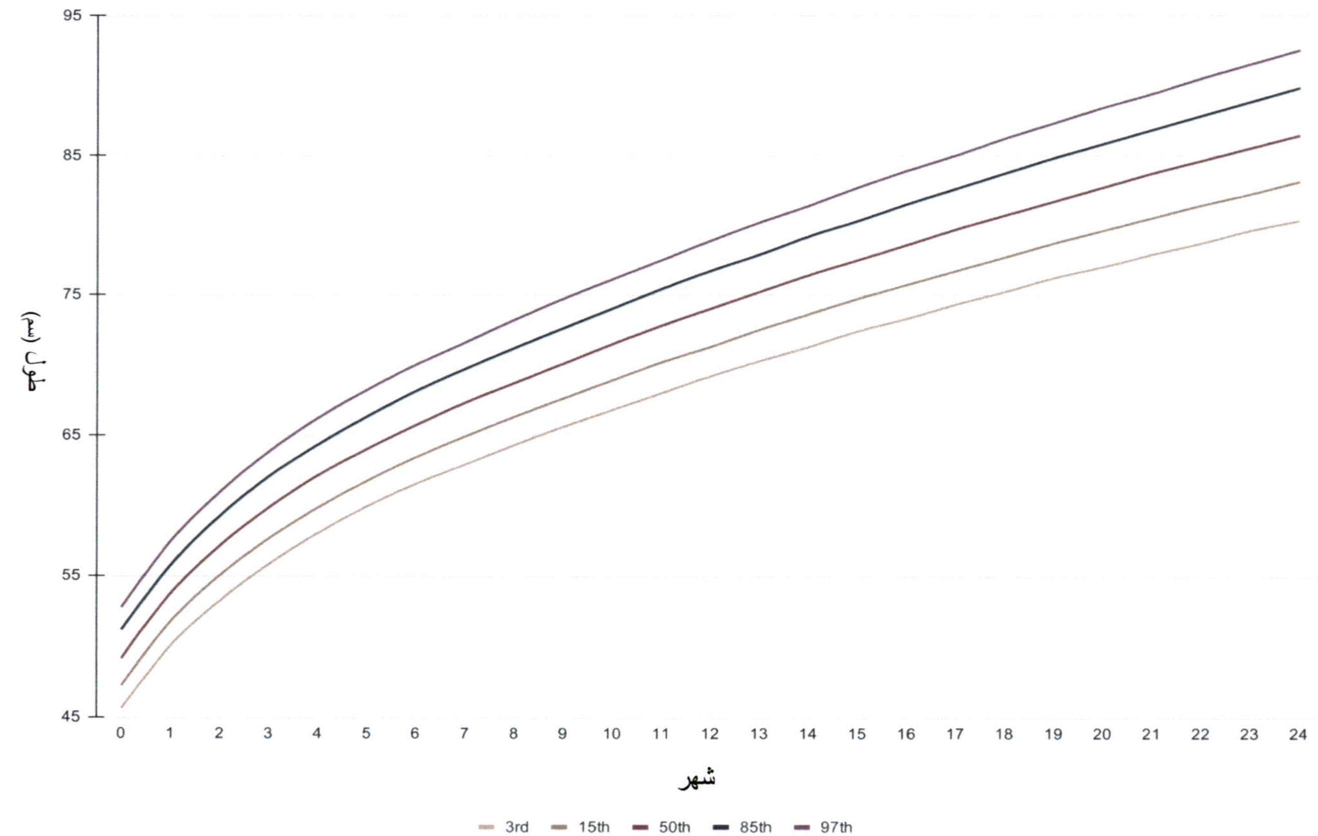

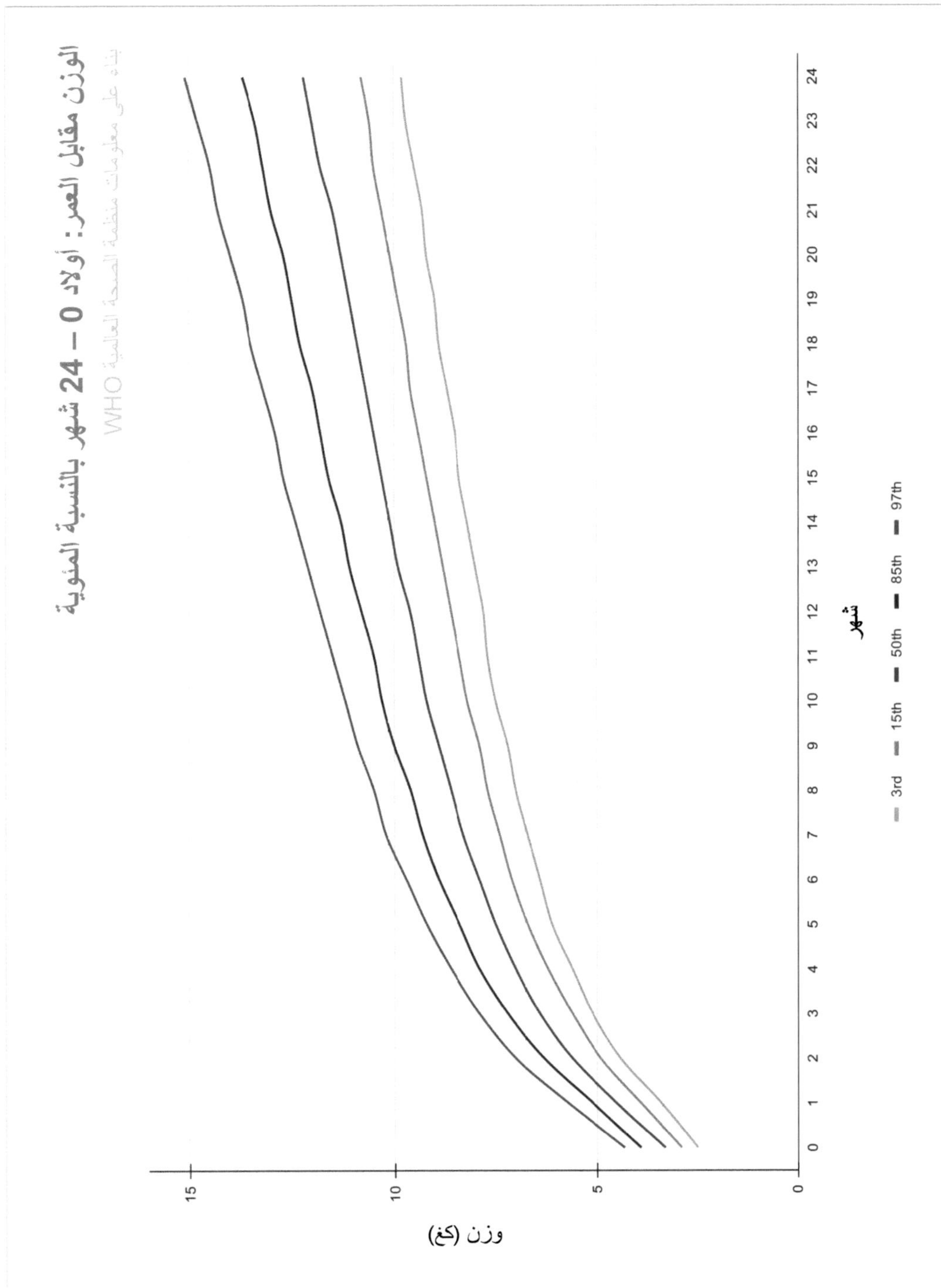
الوزن مقابل العمر: أولاد 0 – 24 شهر بالنسبة المئوية
بناء على معلومات منظمة الصحة العالمية WHO
وزن (كغ)
0
5
10
15
0 1 2 3 4 5 6 7 8 9 10 11 12 13 14 15 16 17 18 19 20 21 22 23 24
شهر
3rd
15th
50th
85th
97th

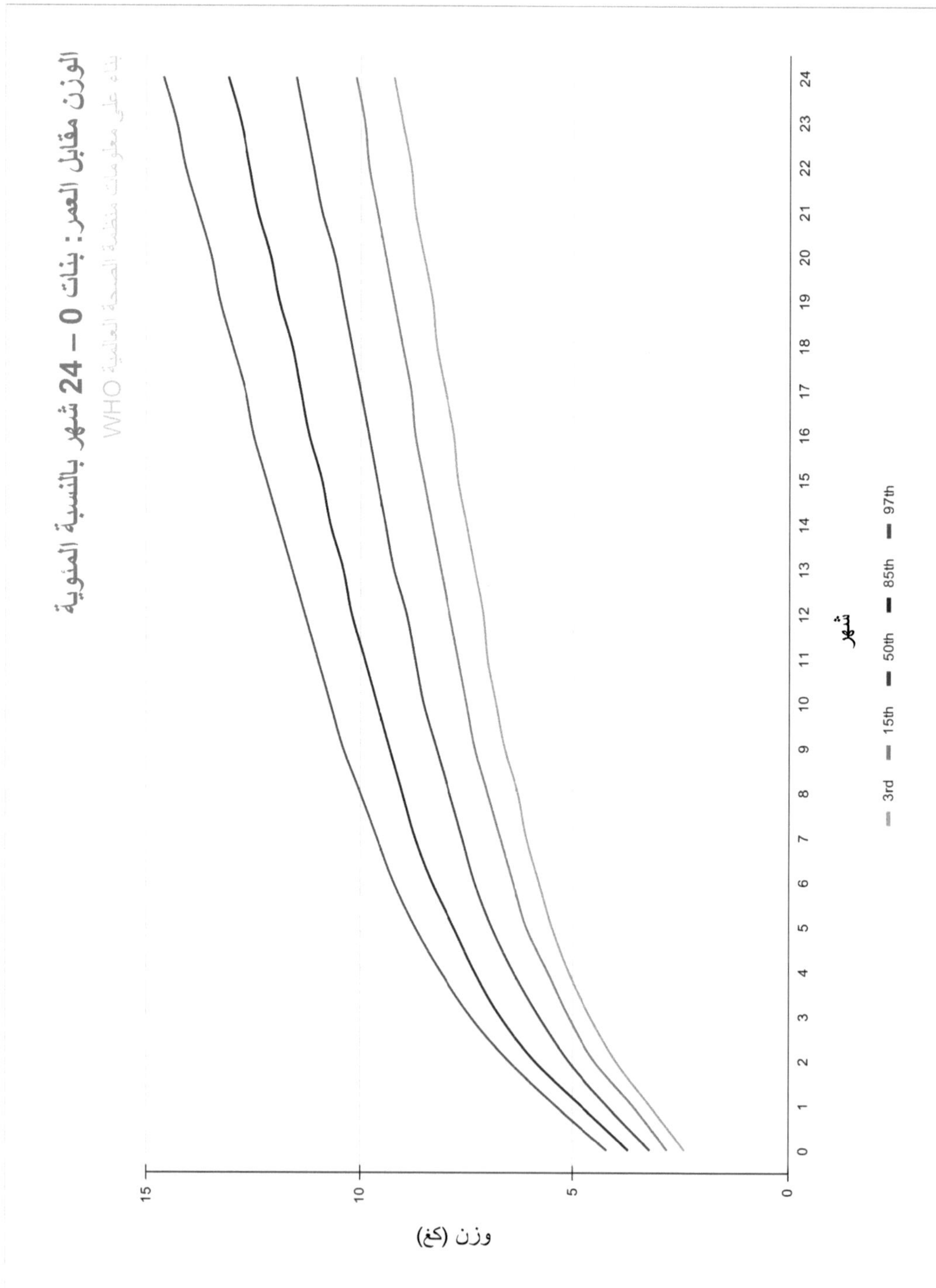

الوزن مقابل العمر: بنات 0 – 24 شهر بالنسبة المئوية
بناء على معلومات منظمة الصحة العالمية WHO
وزن (كغ)
0
5
10
15
0 1 2 3 4 5 6 7 8 9 10 11 12 13 14 15 16 17 18 19 20 21 22 23 24
شهر
3rd
15th
50th
85th
97th

محيط دائرة الرأس مقابل العمر: أولاد 0 – 24 شهر بالنسبة المئوية

بناء على معلومات منظمة الصحة العالمية WHO

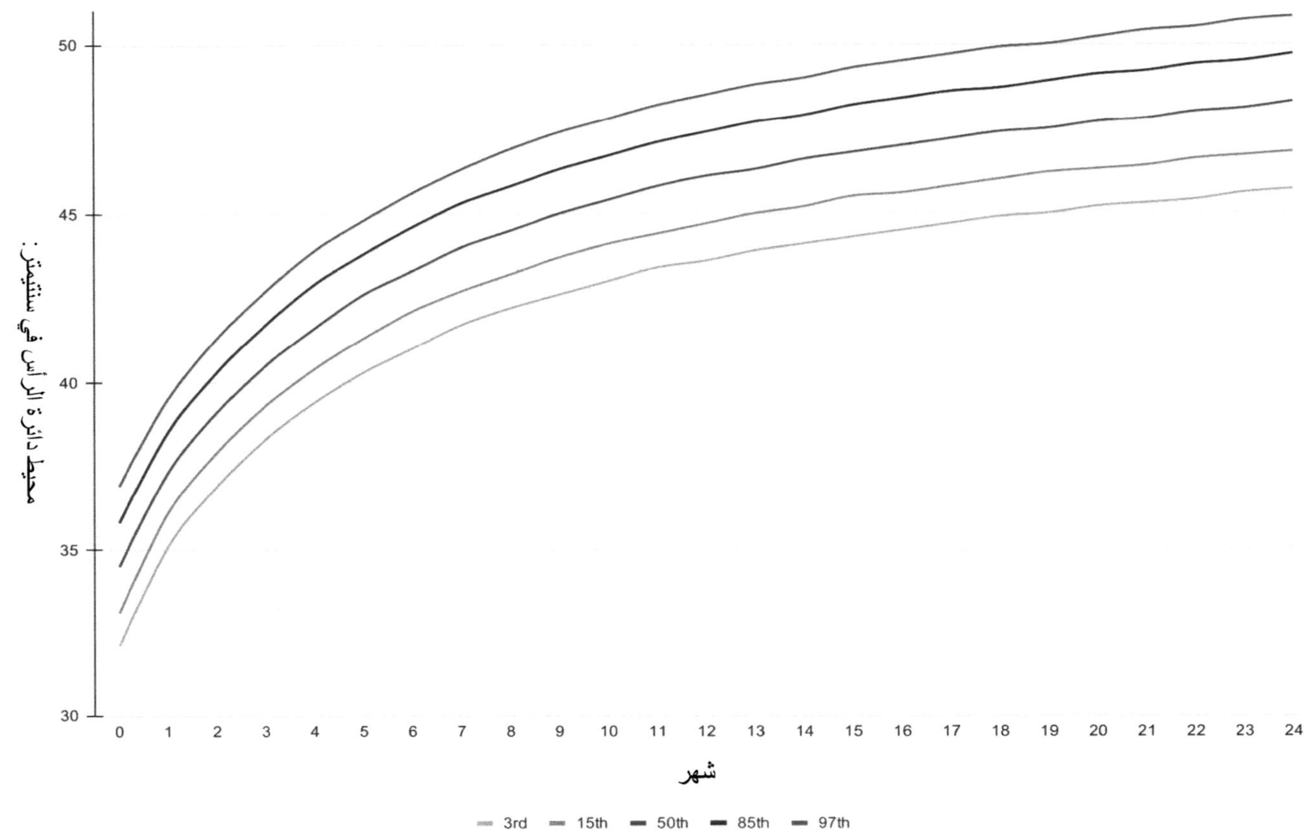

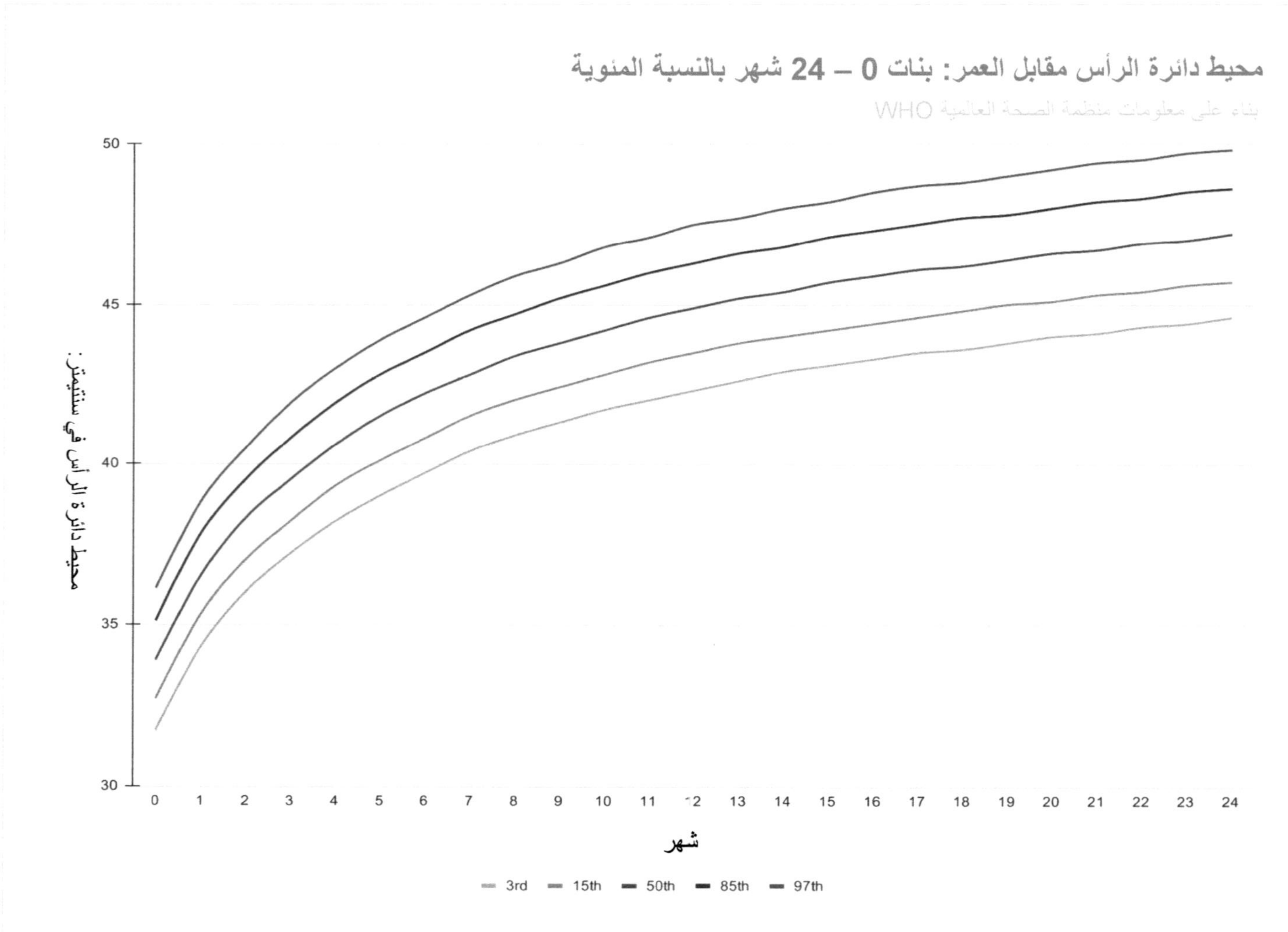

محيط دائرة الرأس مقابل العمر: بنات 0 – 24 شهر بالنسبة المئوية
بناء على معلومات منظمة الصحة العالمية WHO
محيط دائرة الرأس في سنتيمتر:
50
45
40
35
30
0 1 2 3 4 5 6 7 8 9 10 11 12 13 14 15 16 17 18 19 20 21 22 23 24
شهر
3rd
15th
50th
85th
97th

جدول اللقاحات:

اللقاحات الموصى بها حتى عمر 6 سنوات

	Birth	1 month	2 months	4 months	6 months	12 months	15 months	18 months	19-23 months	2-3 years	4-6 years
	Hep B	Hep B		Hep B	Hep B	Hep B	Hep B	Hep B			
			RV	RV	RV						
			DTaP	DTaP	DTaP		DTaP	DTaP			
			HiB	HiB	HiB	HiB	HiB				
			PCV 13	PCV 13	PCV 13	PCV 13	PCV 13				
			IPV	IPV	IPV	IPV	IPV	IPV			
					Influenza (yearly)	Influenza (yearly)	Influenza (yearly)	Influenza (yearly)	Influenza (yearly)	Influenza (yearly)	Influenza (yearly)
						MMR	MMR				
						Varicella	Varicella				
						Hep A	Hep A	Hep A	Hep A		

المربعات الداكنة تشير إلى أن اللقاح يمكن أن يُؤخذ خلال فترة عمرية بحسب معطيات *منظمة الصحة العالمي*

نموذج استمارة المعلومات الأولية لصحة الأم

تاريخ الزيارة الأولى:

معلومات الاتصال:

اسم المريضة:

اسماء مستعارة:

عنوان:

الهاتف الخلوي:

واتساب:

رقم اتصال وقت الطوارئ:

معلومات شخصية:

الحالة الاجتماعية:

أطفال:

العمل:

تعليم:

معلومات طبية:

تاريخ الولادة:

العمر عند الحيض:

الدورة الشهرية الأخيرة:

عدد حالات الحمل:

عدد الولادات الحية:

مكان الولادة: المنزل، المستشفى *(أحط إحداها)*

الأطفال الأحياء:
الجنس، الأعمار، المشاكل الطبية

مضاعفات الولادة:

موانع الحمل:
أنواع، وتيرة الاستخدام

<u>تاريخ العائلة:</u>

<u>التاريخ الاجتماعي:</u> *(حدد كل ما ينطبق)*
استخدام الكحول
تعاطي التبغ
تعاطي المخدرات

<u>مراجعة الأنظمة/ التاريخ الطبي السابق:</u> *(ضع علامة على كل ما ينطبق)*

الحسي
فقدان البصر
فقدان السمع

القلب والأوعية الدموية
ارتفاع ضغط الدم
مرض قلبي
اضطراب النزيف
اضطراب التخثر
مرض وريدي
العرج

التنفسي
صعوبة في التنفس
الربو
ضيق في التنفس

الجهاز الهضمي

مرض الأسنان

صعوبة في البلع

غثيان

القيء

حرقة في المعدة

إسهال

إمساك

الجلد

مثير للحكة

الجروح المفتوحة

البهاق

العصبي

سكتة دماغية

صعوبات في المشي

صعوبات التوازن

خدر

الغدد الصماء

السكري

غدة درقية

<u>الأدوية:</u>

<u>الحساسية:</u>

<u>اختبار بدني:</u>

العناصر الحيوية

ضغط الدم:

نبض:

معدل التنفس:

الرأس، العيون، الأذنين، الأنف، الحلق

رقبة

صدر
قلب
البطن
الحوض
الأطراف
عصبية
نبضات

المختبرات:

اختبار الحمل:
تعداد الدم الكامل أو الهيموجلوبين:
تحليل البول:
ثقافة التبول:
فصيلة الدم وعامل Rh:

جدول الاختبارات أثناء الحمل:
توصيات منظمة الصحة العالمية

الحمل المبكر: الأشهر الثلاثة الأولى

- فحص الدم الكامل
- تحليل البول
- فحص زراعة البول في منتصف مجرى البول
- فحص مرض السل في المناطق التي ترتفع فيها معدلات الإصابة بالسل
- اختبار فيروس نقص المناعة البشرية في المناطق التي ترتفع فيها معدلات الإصابة

منتصف الحمل: الثلث الثاني

- داء السكري الحملي
- الموجات فوق الصوتية

WHO-RHR-18.02-/259947/https://apps.who.int/iris/bitstream/handle/10665
eng.pdf;jsessionid=8113365FD531F62F7E18F3585CC01880?seque

جدول الاختبارات أثناء الحمل:
توصيات الكلية الأمريكية لأطباء النساء والتوليد

الحمل المبكر:

الأشهر الثلاثة الأولى

- فحص الدم الكامل (CBC)
- فصيلة الدم وعامل Rh
- تحليل البول
- زراعة البول
- الحصبة الألمانية
- التهاب الكبد B وC
- الأمراض المنقولة جنسيا (STIs) الزهري، الكلاميديا، والسيلان
- فيروس نقص المناعة البشرية
- السل

منتصف الحمل

الأشهر الثلاث الثانية

- اختبار فحص الجلوكوز

الحمل المتأخر

الأشهر الثلاثة الأخيرة

- العقدية المجموعة ب (GBS) أسبوع 36 - 38

https://www.acog.org/womens-health/faqs/routine-tests-during-pregnancy

العلاجات الموصى بها للأعراض الشائعة المرتبطة بالحمل: توصيات منظمة الصحة العالمية

علاج:

- الغثيان والقيء: الزنجبيل، البابونج، فيتامين ب6
- حرقة المعدة: تغيير في النظام الغذائي، ونمط الحياة، ومضاد للحموضة
- تشنجات الساق: المغنيسيوم، الكالسيوم
- آلام أسفل الظهر/الحوض التمارين، العلاج الطبيعي
- الإمساك: مكملات الألياف، تغيير النظام الغذائي
- الدوالي/وذمة الساق: الضغط، رفع الساق

https://apps.who.int/iris/bitstream/handle/10665/259947/WHO-RHR-18.02-eng.pdf;jsessionid=8113365FD531F62F7E18F3585CC01880?seque

الأدوية الموصى بها أثناء الحمل:
توصيات منظمة الصحة العالمية

- فيتامينات ما قبل الولادة تحتوي على حديد 30-60 ملجم و0.4 ملجم حمض الفوليك
- كالسيوم 2 جرام يوميًا في المجموعات السكانية التي تعاني من انخفاض الكالسيوم الغذائي
- مكملات فيتامين أ 10,000 وحدة دولية/يوم في المجموعات السكانية التي تعاني من انخفاض فيتامين أ
- الأدوية المضادة للديدان في المناطق الموبوءة بعد الأشهر الثلاثة الأولى من الحمل
- الأدوية المضادة للملاريا في المناطق الموبوءة بأفريقيا بعد الأشهر الثلاثة الأولى من الحمل.
- سلفاديوكسين-بيريميثامين (IPTp-SP)
- البيلة الجرثومية عديمة الأعراض (ASB) توفر نظامًا لمدة سبعة أيام من المضادات الحيوية
- في البيئات شديدة الخطورة لفيروس نقص المناعة البشرية، فكر في العلاج الوقائي المسبق للتعرض عن طريق الفم والذي يحتوي على تينوفوفير ديسوبروكسيل فومارات
- اللقاحات:
  - *الكزاز*

    في حالة النساء غير الملقحات أو غير المعروفة: جرعتان من اللقاح المحتوي على ذوفان الكزاز (TTCV) بفارق شهر واحد.

    النساء اللاتي تم تطعيمهن سابقًا: جرعة واحدة من TTCV خلال كل حمل

https://apps.who.int/iris/bitstream/handle/10665/259947/WHO-RHR-18.02-eng.pdf;jsessionid=8113365FD531F62F7E18F3585CC01880?seque

نموذج زيارة متابعة صحة الأم

الاسم:

تاريخ:

تاريخ الولادة:

عمر الحمل:

الشكوى الرئيسية:

مراجعة الأنظمة: نعم/لا (أحط بدائرة)

هل تشعرين بحركة الجنين؟ نعم / لا
هل تعاني من حرقة المعدة؟ نعم / لا
هل تعانين من نزيف مهبلي؟ نعم / لا
هل تعانين من إفرازات مهبلية؟ نعم / لا
هل تعانين من تقلصات؟ نعم / لا
هل تعانين من آلام في الحوض؟ نعم / لا
هل تعاني من القيء؟ نعم / لا
هل تتورم قدميك؟ نعم / لا
هل تعاني من التعرق الليلي؟ نعم / لا
هل لديك الدوالي؟ نعم / لا

الفحص البدني:

علامات حيوية
نبض:
ضغط الدم:
معدل التنفس:
درجة حرارة:

صدر
التنصت:

قلب
معدل:
إيقاع:

الثديين
جس:
الكثافة:
ألم:
تفريغ الحلمة:
البطن
أصوات الأمعاء:
جس:
الكثافة:
ألم:
Symphyseal - الارتفاع القاعي:
فحص الحوض
رَحِم
مقاس:
موضع:
الصلابة:
التفريغ:
بضع الفرج
الحواف تقريبية:
تفريغ:
ألم:
الأطراف
الوذمة:
ألم:
علامة هومان:
الدوالي:
الحالة العاطفية: *(أحط بدائرة)*
سعيد، حزين، مكتئب
مختبرات
Hb - خضاب الدم:
HIV - فيروس النقص المناعي البشري:
UA - فحص البول:

التقييم:

الخطة:

Glossary - قائمة المصطلحات

A

allergies الحساسية - حالة تجعل الشخص يمرض أو يصاب بمشاكل جلدية أو تنفسية بسبب تناوله أطعمة معينة أو تواجده حول مواد معينة

anemia فقر الدم - حالة طبية لا يوجد فيها ما يكفي من خلايا الدم الحمراء في الدم

antibodies الأجسام المضادة - بروتين يتم إنتاجه في الدم ويحارب الأمراض عن طريق مهاجمة وقتل البكتيريا الضارة والفيروسات وما إلى ذلك.

areola الهالة - المنطقة الداكنة حول الحلمة

asthma الربو - حالة طبية تجعل التنفس صعبًا عن طريق التسبب في ضيق أو انسداد الممرات الهوائية

B

"baby blues" «الكآبة النفاسية» - شعور بالحزن تشعر به بعض النساء بعد ولادة طفل

benchmark المعيار - مستوى الجودة الذي يمكن استخدامه كمعيار عند مقارنة أشياء أخرى

bioavailability التوافر الحيوي - كمية (عنصر غذائي معين) في الطعام والأدوية والمكملات الغذائية التي يتم امتصاصها في الأمعاء وتكون متاحة في النهاية للنشاط البيولوجي في الخلايا والأنسجة.

Braxton-Hicks contractions انقباضات براكستون هيكس - انقباض الرحم بشكل متقطع أثناء الحمل. المخاض الكاذب

breastfeeding الرضاعة الطبيعية - طريقة لإطعام الطفل مباشرة بالحليب من ثدي الأم

C

calorie السعرات الحرارية - وحدة الطاقة، وغالبا ما تستخدم لقياس كمية الطاقة التي يوفرها الغذاء

cervix عنق الرحم - الجزء السفلي الضيق من الرحم الذي يؤدي إلى المهبل

chlamydia الكلاميديا - مرض يصيب الأعضاء الجنسية ويمكن أن ينتقل من شخص إلى آخر أثناء ممارسة الجنس

cognitive معرفي - مرتبط بالتفكير أو العمليات العقلية الواعية

colostrum اللبأ - في الأيام القليلة الأولى بعد الولادة، وقبل أن يأتي الحليب «الناضج»، ينتج جسم الأم هذا السائل المحمل بالسعرات الحرارية والبروتينات المقاومة للعدوى. وعلى الرغم من أن الثدي لا يفرز إلا كمية صغيرة من هذا السائل السميك المصفر، إلا أنه مهم جدًا لمولودها الجديد.

condom الواقي الذكري - غطاء مطاطي رقيق يمكن للرجل أن يرتديه على قضيبه أثناء ممارسة الجنس لمنع المرأة من الحمل أو لحمايته أو حماية شريكته من الأمراض المعدية

constipation الإمساك - حالة تجعل الشخص غير قادر على إفراغ أمعائه بقدر ما ينبغي

contraception وسائل منع الحمل - أي من الطرق المختلفة التي تهدف إلى منع المرأة من الحمل

cradle cap غطاء المهد - الجلد الجاف والأصفر والمتقشر على رؤوس الرضع والأطفال الصغار

cradle position وضعية المهد - وضعية الرضاعة الطبيعية التي يستلقي فيها الطفل على الجزء الداخلي من ساعد الأم، ورأسه في زاوية مرفقها الداخلي وأعلى ذراعها. يجب أن تجلس الأم بشكل مستقيم - ويفضل أن يكون ذلك على كرسي ذو مساند للذراعين، وتحتضن الطفل بذراعها، مع وضع رأس الطفل بشكل مريح في انحناء مرفق الأم بينما يواجه الطفل ثدي الأم.

D

dehydration الجفاف – انخفاض مستوى الماء في الجسم عن المستوى الطبيعي

digest الهضم - تحويل الطعام الموجود في معدتك إلى مواد يمكن لجسمك استخدامها
dilate تمدد - (جعل جزء من الجسم) يصبح أوسع أو أكثر انفتاحًا

E

exclusively حصريًا – فقط

F

fetal alcohol spectrum disorders اضطرابات طيف الكحول الجنيني - أي من مجموعة العيوب الخلقية واضطرابات النمو، بما في ذلك متلازمة الكحول الجنينية، التي تحدث لدى الشخص الذي يتعرض للكحول أثناء الحمل

folic acid حمض الفوليك - فيتامين موجود في أوراق النباتات وفي الكبد، ويحتاجه الجسم لإنتاج خلايا الدم الحمراء.

fontanel اليافوخ - بقعة ناعمة على رأس الطفل حيث لم تتشكل الجمجمة بالكامل بعد

G

gonorrhea السيلان - مرض يصيب الأعضاء الجنسية ويمكن أن ينتقل من شخص إلى آخر أثناء ممارسة الجنس

H

heartburn حرقة المعدة - شعور مؤلم بالحرقان في أسفل الصدر بسبب عدم هضم المعدة للطعام بشكل صحيح

hemorrhoids البواسير - حالة طبية تصبح فيها الأوردة الموجودة في فتحة الشرج منتفخة ومؤلمة وتنزف في بعض الأحيان

hepatitis التهاب الكبد - مرض خطير في الكبد. هناك ثلاثة أنواع رئيسية من التهاب الكبد: التهاب الكبد A، وB، وC.

HIV - human immunodeficiency virus فيروس نقص المناعة البشرية - فيروس نقص المناعة البشرية: الفيروس المسبب لمرض الإيدز (مرض خطير يدمر قدرة الجسم على مكافحة العدوى)

hormone الهرمون - أي من المواد الكيميائية المختلفة التي تصنعها الخلايا الحية والتي تؤثر على نمو الحيوان، تطوره، جنسه وما إلى ذلك ويتم حملها حول الجسم في الدم

hygiene النظافة - الدرجة التي يحافظ بها الناس على نظافة أنفسهم أو بيئتهم، وخاصة للوقاية من الأمراض

I

immunization التحصين - عملية حماية الشخص أو الحيوان من مرض معد عن طريق إدخال مادة في الجسم تجعله ينتج أجساما مضادة

insomnia الأرق - حالة عدم القدرة على النوم، على مدى فترة من الزمن

intimate partner violence عنف الشريك الحميم - سوء المعاملة الذي يحدث في علاقة وثيقة

intrauterine device جهاز داخل الرحم - أداة لمنع الحمل يتم وضعها داخل الرحم

iron الحديد - عنصر كيميائي وهو معدن شائع رمادي اللون ويوجد بكميات صغيرة جدًا في الدم

J

K

L

latching on الإمساك بالثدي - يتم الإمساك بالثدي عندما يأخذ الطفل الحلمة والهالة بشكل صحيح في فمه لبدء الرضاعة. يعد الوضع الصحيح أمرًا بالغ الأهمية لأن حلمة الأم تحتاج إلى لمس سقف فم الطفل لتحفيزه على الإمساك، المص والبلع.

let down إنتاج الحليب - العملية التي يخبر فيها الدماغ الجسم بإنتاج الحليب وإتاحته في الثدي. يحدث الترك عندما تقوم حركة مص الطفل للثدي بإرسال رسالة إلى الدماغ. تعمل الرسالة على تحفيز الغدة تحت المهاد، والتي بدورها تحفز الغدة النخامية. يتم بعد ذلك إطلاق الهرمونات التي تعمل على خلايا خاصة في الثدي لإنتاج الحليب وإرساله نحو الحلمة حيث يكون متاحًا للطفل.

Linea nigra الخط الأسود - خط عمودي داكن يمتد أعلى البطن من العانة إلى السرة ويتشكل أثناء الحمل
M
melasma الكلف - تغير لون الجلد إلى اللون البني أو الداكن، وهو شائع بشكل خاص عند النساء الحوامل، ويعتقد أنه ناتج عن تحفيز الخلايا الصباغية بواسطة هرمون الاستروجين والبروجستيرون.
miscarriage الإجهاض - نهاية مبكرة وغير مقصودة للحمل عندما يولد الجنين في وقت مبكر جدًا ويموت لأنه لم يتطور بما فيه الكفاية
monogamous partner شريك أحادي - إقامة علاقة جنسية أو زواج مع شخص واحد فقط في كل مرة
mucus plug السدادة المخاطية - مجموعة من المخاط تتشكل في قناة عنق الرحم في بداية الحمل. يمنع البكتيريا أو العدوى من دخول الرحم والوصول إلى طفلك. بينما يستعد عنق الرحم للمخاض، ستفقدين السدادة المخاطية. وهذا عرض طبيعي وشائع في أواخر الحمل.
N
nausea الغثيان - الشعور بأنك سوف تتقيأ
neural tube defects عيوب الأنبوب العصبي - عيب خلقي يحدث عندما لا ينغلق الأنبوب العصبي الذي يشكل الحبل الشوكي والجهاز العصبي المركزي أو يتشكل بشكل صحيح
nipple الحلمة - الجزء الداكن من الجلد الذي يخرج من ثدي الثدييات والذي يتم من خلاله توفير الحليب للصغار
O
on-demand feeding التغذية عند الطلب - الأم تقدم حليب الثدي لطفلها في أي وقت يريده أو يحتاج إليه.
P
pasteurize البسترة - تسخين شيء ما، وخاصة الحليب، في درجة حرارة يمكن التحكم فيها لفترة زمنية محددة من أجل قتل البكتيريا
perishable قابل للتلف - الطعام الذي يتحلل بسرعة
physical violence العنف الجسدي - عندما يقوم شخص ما بإيذاء أو محاولة إيذاء شريكه عن طريق الضرب أو الركل أو استخدام نوع آخر من القوة البدنية
placenta المشيمة - العضو المؤقت الذي يغذي الجنين (الطفل النامي) داخل رحم أمه
placenta الوضعية - الطريقة التي يتم بها حمل الطفل أو وضعه أثناء الرضاعة الطبيعية
postpartum depression اكتئاب ما بعد الولادة - حالة تتميز بأعراض الاكتئاب والقلق المستمرة والمعوقة في كثير من الأحيان، وما إلى ذلك، والتي تعاني منها بعض النساء في الأسابيع أو الأشهر الأولى بعد الولادة
prenatal vitamins فيتامينات ما قبل الولادة - أي من مجموعة المواد الطبيعية الضرورية بكميات صغيرة لنمو الجسم وصحته الجيدة فيما يتعلق بالرعاية الطبية المقدمة للنساء الحوامل قبل ولادة أطفالهن
preventable disease مرض يمكن الوقاية منه - مرض يصيب الأشخاص والحيوانات والنباتات وما إلى ذلك، ناجم عن عدوى أو فشل صحي وليس عن طريق حادث يمكن الوقاية منه
protein البروتين - أحد المواد العديدة الموجودة في الأطعمة مثل اللحوم أو الجبن أو الأسماك أو البيض، وهي ضرورية لنمو الجسم وقوته.
psychological aggression العدوان النفسي - استخدام التواصل اللفظي وغير اللفظي بقصد إيذاء شخص آخر عقليًا أو عاطفيًا و/أو ممارسة السيطرة على شخص آخر
Q
R
S
secondhand smoke التدخين السلبي - دخان التبغ الذي يستنشقه شخص واحد لأن شخصًا آخر يدخن
sexually transmitted infection العدوى المنقولة جنسيًا - عدوى (حالة تدخل فيها البكتيريا أو الفيروسات المسببة للمرض إلى الجسم) يمكن أن تنتقل من شخص إلى آخر عن طريق النشاط الجنسي
sexual violence العنف الجنسي - إجبار أو محاولة إجبار الشريك على المشاركة في فعل جنسي، أو لمس

جنسي، أو حدث جنسي غير جسدي (مثل إرسال محتوى جنسي) عندما لا يوافق الشريك أو لا يستطيع ذلك

side-lying position وضعية الاستلقاء على الجانب - تستلقي الأم والطفل على بعضهما البعض، وبطنهما على بطنهما. تضع الأم ذراعها فوق رأس الطفل وتضعها تحت رأسها. وتلتف يدها الأخرى حول الطفل لتقربه منه. تقوم الأم بإطعام الطفل من الثدي الأقرب إلى السطح الذي يرقد عليه.

skin-to-skin الجلد للجلد - تلامس أجساد الأشخاص أو أجزاء من أجسادهم بشكل مباشر، دون ارتداء ملابس بينهم

stalking المطاردة - نمط من الاهتمام والاتصال المتكرر وغير المرغوب فيه من قبل الشريك الذي يسبب الخوف أو القلق على سلامته أو سلامة شخص قريب من الضحية

sterilization التعقيم - عملية إجراء عملية طبية تجعل من المستحيل إنجاب الأطفال

stillbirth الإملاص - ولادة جنين ميت

Sudden Infant Death Syndrome (SIDS) متلازمة موت الرضيع المفاجئ - حالة طبية يموت فيها الطفل النائم فجأة دون سبب واضح

syphilis الزهري - مرض يصيب الأعضاء الجنسية ويمكن أن ينتقل من شخص إلى آخر أثناء ممارسة الجنس. ينتشر مرض الزهري ببطء من الأعضاء التناسلية إلى جميع أجزاء الجسم، وغالباً ما يؤدي إلى الوفاة إذا لم يتم علاجه.

T

trimester الثلث - فترة ثلاثة أشهر

U

umbilical cord الحبل السري - هيكل طويل يشبه الأنبوب يربط الطفل الذي لم يولد بعد بمشيمة أمه

V

vaccine اللقاح - مادة يتم إدخالها في جسم شخص أو حيوان لحمايته من المرض عن طريق تحفيزه على إنتاج أجسام مضادة

varicose veins الدوالي - وهي حالة تتورم فيها الأنابيب التي تحمل الدم، وخاصة تلك الموجودة في الساقين، ويمكن رؤيتها على الجلد

vernix caseosa الطلاء الجبني - غطاء عجينة يتكون بشكل رئيسي من الخلايا الميتة والإفرازات الدهنية التي تحمي جلد الجنين

W

whole grains الحبوب الكاملة - حبة من نبات الحبوب مثل الأرز أو القمح الذي لم يتم نزع أي شيء منه، أو طعام مصنوع من هذا النوع من الحبوب

whooping cough السعال الديكي - مرض شائع خاصة عند الأطفال، يسبب السعال الشديد

X

Y

Z

فهرس

مفتاح الكلمات:
الخط الغامق = تعريف
الخط المائل = تحديداً حول هذا الموضوع

J

K

L

M

N

O

P

AF834612

www.ingramcontent.com/pod-product-compliance
Lightning Source LLC
LaVergne TN
LVHW071254071026
849580LV00002BA/420

* 9 7 9 8 2 9 5 4 9 5 5 3 3 *